La dieta della tiroide 2021

Ricette deliziose e veloci per l'ipotiroidismo
e la perdita di peso

INDICE

Introduzione

Ti sei mai chiesto cosa sia la tiroide e quale funzione abbia nel tuo corpo? Forse hai sentito le persone parlare delle loro lotte per perdere peso a causa della loro tiroide o che sono sempre stanchi? Che tu sappia molto sulla tiroide o che sia un argomento nuovo di zecca, questo libro ti aiuterà a saperne di più sulla tiroide e sul suo effetto sul tuo corpo e sul tuo peso. Anche se è di piccole dimensioni, svolge una serie di funzioni e influenza in modo vitale quasi tutto il corpo.

Potresti essere sorpreso di sapere che regola il metabolismo dei carboidrati e dei grassi, la temperatura corporea, la respirazione, lo sviluppo del cervello, il sistema nervoso e il cuore, i livelli di sangue, calcio, colesterolo, l'integrità della pelle e i cicli mestruali. Produce anche ormoni con l'aiuto dello iodio. Quando la tiroide non funziona correttamente, si verificano diversi disturbi. Può diventare sottoattiva e produrre meno ormoni. Questa condizione è chiamata ipotiroidismo negli Stati Uniti. È causato da una tiroidite autoimmune o dalla malattia di Hashimoto. Una persona può aumentare di peso a causa di questo disturbo e, se non trattata, fa sì che i sintomi si aggravino.

D'altra parte, la tiroide può diventare iperattiva e iniziare a produrre troppi ormoni. Questo è noto come ipertiroidismo. Accelera tutte le azioni che avvengono all'interno del corpo. Ciò significa che il tasso metabolico aumenta, il cuore inizia a palpitare e i livelli di pressione sanguigna aumentano. Se questa condizione non viene trattata, può portare ad una tempesta tiroidea, che può essere fatale.

Questa piccola ghiandola ha anche una connessione con l'intestino e il fegato. La salute della tiroide è strettamente legata al benessere di questi organi. Se il fegato o l'intestino non sono sani, allora c'è un impatto sul funzionamento della tiroide e viceversa.

Oltre ai farmaci, una persona può assicurarsi che la sua tiroide rimanga sana adottando una dieta e uno stile di vita adeguati. Tuttavia, mentre non esiste una dieta specifica per la tiroide, mangiare gli alimenti giusti con i nutrienti appropriati può contribuire al benessere della tiroide. È possibile includere varie attività come lo yoga e la meditazione per mantenere i livelli ormonali normali. Fare esercizi aerobici a basso impatto come parte della tua routine quotidiana è anche un ottimo modo per mantenere questa fantastica ghiandola in buona forma.

Questo libro è stato creato per aiutarti a usare il cibo per creare un intestino sano, che ti aiuterà a prenderti cura della tua tiroide.

Quando arriverai alla fine di questo libro, avrai tutte le informazioni necessarie per migliorare e mantenere la salute della tiroide. Se sei pronto a saperne di più sulla tiroide, allora cominciamo.

Capitolo 1. La tiroide

Cos'è la tiroide e che ruolo svolge?

La tiroide è un'importante ghiandola situata nel collo di fronte alla trachea di una persona. Ha una forma a farfalla con due lobi sul lato destro e sinistro, uniti da un lembo di tessuto noto come istmo. Secerne ormoni che influenzano la crescita, lo sviluppo, il metabolismo e la temperatura del corpo. Ci sono due ormoni chiave secreti: triiodotironina (T3) e tiroxina (T4).

La T4 viene convertita in T3, che è più attiva. Gli ormoni tiroidei sono responsabili della regolazione del tasso metabolico, e influenzano i livelli di energia e il peso di un individuo.

Un altro ormone chiave è la calcitonina, che aiuta a mantenere l'equilibrio del calcio. C'è un sistema di feedback ben organizzato che regola la produzione di ormoni tiroidei. Anche una ghiandola situata sotto il cervello, conosciuta come ghiandola pituitaria, è coinvolta in questo processo (The American Association of Endocrine Surgeons, n.d.).

Cosa succede quando non funziona correttamente?

Quando la ghiandola non funziona correttamente, tutti gli ormoni e le funzioni menzionate prima vengono interrotti. Questo può portare a malattie della tiroide che comprendono un'ampia varietà di problemi. La tiroide può diventare sottoattiva, il che è noto come ipotiroidismo. Può diventare iperattiva per diversi motivi e portare a una condizione nota come ipertiroidismo. La ghiandola può ingrossarsi, chiamata gozzo, e a volte ci possono essere piccoli grumi nella ghiandola conosciuti come noduli. Ci sono molte altre possibili condizioni della tiroide.

Condizioni comuni della tiroide

Diamo un'occhiata ad alcune delle condizioni più comuni della tiroide qui sotto:

Tiroidite

Questo è un termine comune che si riferisce all'infiammazione della tiroide di una persona. Comprende una serie di disturbi che causano l'infiammazione della tiroide, che si presenta in vari modi.

Per esempio, negli Stati Uniti, la ragione più prevalente di ipotiroidismo è la tiroidite di Hashimoto (American Thyroid Association, n.d.).

La tiroidite post-partum causa temporaneamente la tireotossicosi (alti livelli di ormone tiroideo nel sangue) che è seguita dall'ipotiroidismo, anch'esso di natura temporanea. Questo problema alla tiroide si verifica di solito dopo il parto (American Thyroid Association, n.d.).

Tiroidite subacuta

La tiroidite subacuta è la causa principale del dolore alla tiroide. Inoltre, la tiroidite si verifica anche in pazienti che assumono alcuni farmaci come l'amiodarone e l'interferone.

Trattamento della tiroidite subacuta

Il dolore che si verifica a causa dell'infiammazione può essere curato prendendo aspirina o acetaminofene. Se questi non riescono a fornire alcun sollievo, il medico può chiedere di prendere farmaci antinfiammatori come il desametasone o il prednisone per qualche tempo.

Malattia di Graves

La malattia di Grave è un altro disturbo comune che colpisce gli americani. È stato descritto per la prima volta da un medico un secolo e mezzo fa e ha preso il suo nome. Negli Stati Uniti, è il motivo più popolare per lo sviluppo dell'ipertiroidismo e si verifica in circa 1 persona su 200 (Wallace e Kinman, 2017). È un tipo di disturbo autoimmune.

Questa malattia si verifica quando il sistema immunitario del corpo attacca erroneamente la tiroide di una persona. A causa di ciò, la ghiandola può iniziare a produrre quantità eccessive dell'ormone che regola il metabolismo.

La malattia di Graves è ereditaria e può svilupparsi in qualsiasi momento. Tuttavia, di solito si sviluppa tra i 20 e i 30 anni nelle donne. Lo stress, il fumo e la gravidanza sono alcuni fattori di rischio (Wallace e Kinman, 2017).

Può essere diagnosticata con un esame fisico che può rivelare alti livelli di pressione sanguigna, polso rapido, tiroide ingrossata e occhi sporgenti. Se non viene trattata, può portare a ossa fragili e problemi cardiaci.

Gozzo

Un gozzo è un ingrossamento della ghiandola tiroidea di una persona ed è non canceroso per natura. Una carenza di iodio nella dieta regolare è la causa più frequente del gozzo. È stato stimato che 800 milioni di persone hanno una carenza di iodio, e di queste, 200 milioni hanno un gozzo (Wallace e Kinman, 2017).

Al contrario, negli Stati Uniti, dove la gente usa sale iodato e assume sufficiente iodio, un gozzo è a volte un segno di, o causato da, ipertiroidismo (Wallace e Kinman, 2017).

Chiunque può avere un gozzo, e la sua incidenza non è limitata a un particolare gruppo di età. Ma è più comune nelle donne la cui età supera i 40 anni. Il gozzo può anche essere ereditario, quindi se le generazioni precedenti hanno avuto il gozzo, è più probabile che anche le generazioni successive lo abbiano. Oltre a questo, l'uso di alcuni farmaci, l'esposizione alle radiazioni e la gravidanza sono alcuni altri fattori di rischio.

Nodulo tiroideo

A volte crescono piccoli grumi all'interno della ghiandola, che vengono chiamati noduli tiroidei. Nei paesi in cui lo iodio è sufficiente, circa il 5% delle donne e l'1% degli uomini hanno noduli abbastanza grandi da essere percepiti. Quasi il 50% delle persone ha noduli molto piccoli che non possono essere rilevati al tatto (Wallace e Kinman, 2017).

Le cause di questi noduli non sono sempre note. Possono svilupparsi a causa della malattia di Hashimoto o della carenza di iodio. Possono essere pieni di liquido o essere solidi.

La maggior parte di essi sono benigni. Tuttavia, in alcuni casi, possono essere cancerosi. Generalmente non provocano alcun sintomo. Ma se sono grandi, ci può essere gonfiore nel collo e si può avere difficoltà a deglutire e respirare. Altre complicazioni includono il dolore e un aumento del rischio di gozzo (Wallace e Kinman, 2017).

Per trovare ed esaminare i noduli, un medico può controllarli facendo un test ad ultrasuoni. Se deve essere esaminato ulteriormente, può fare una biopsia.

Tempesta tiroidea

La tempesta tiroidea è una condizione di salute pericolosa che è associata all'ipertiroidismo sottotrattato o non trattato. È caratterizzata da livelli estremamente elevati di pressione sanguigna, temperatura corporea e frequenza cardiaca. La situazione può essere molto pericolosa e può essere fatale se il trattamento non è tempestivo e aggressivo (Moore, 2017).

Una tempesta tiroidea può svilupparsi in persone che hanno l'ipertiroidismo dopo aver sperimentato uno di questi fenomeni:

- Ictus

- Chirurgia

- Trauma

- Grave stress emotivo

- Embolia polmonare

- Insufficienza cardiaca

- Chetoacidosi diabetica

I sintomi di una tempesta tiroidea sono gli stessi di quelli dell'ipertiroidismo. Tuttavia, di solito sono molto più gravi e improvvisi. Si tratta di un evento pericoloso per la vita, a differenza dell'ipertiroidismo generale. Per esempio, nell'ipertiroidismo, una persona

12

può sperimentare una rapida frequenza cardiaca, ma durante una tempesta tiroidea, la frequenza cardiaca può aumentare così drammaticamente che può essere fatale (Moore, 2017).

Tiroidite di Hashimoto

Negli Stati Uniti, la malattia di Hashimoto o tiroidite linfocitica cronica è la causa più popolare dell'ipotiroidismo. Quasi 14 milioni di persone in America sono attualmente diagnosticate con questa malattia (Wallace e Kinman, 2017).

Anche se la sua comparsa non è associata a nessuna età particolare, è più prevalente tra le donne appartenenti al gruppo di mezza età (Wallace e Kinman, 2017).

Sintomi

Se la malattia è lieve, i sintomi non sono evidenti. La condizione può essere stabile per molti anni. I sintomi sono sottili e non specifici, quindi imitano i sintomi di varie altre condizioni. I segni includono:

- Depressione

- Fatica

- Leggero aumento di peso

- Costipazione

- Capelli secchi e sottili

- Pelle secca

- Intolleranza al freddo

- Mestruazioni irregolari e pesanti

- Viso gonfio e pallido

- Ghiandola tiroidea ingrossata o gozzo

Cause

L'Hashimoto si verifica quando il sistema immunitario del corpo attacca la tiroide e la distrugge, rendendola incapace di produrre ormoni.

Fattori di rischio

I fattori che aumentano la probabilità di contrarre la malattia sono:

- Sesso: le donne hanno una maggiore tendenza a contrarre questa malattia rispetto agli uomini.

- Età: anche se la malattia può svilupparsi in qualsiasi momento, di solito si verifica in persone di mezza età.

- Esposizione alle radiazioni: se una persona è esposta a livelli di radiazioni molto alti nell'ambiente, le possibilità di contrarre questa malattia aumentano.

- Ereditarietà: una persona è a maggior rischio di contrarre la malattia se altri membri della famiglia hanno malattie autoimmuni o disturbi della tiroide.

- Qualsiasi malattia autoimmune: le persone che hanno qualsiasi malattia autoimmune come il lupus, il diabete di tipo 1 o l'artrite reumatoide sono più suscettibili di avere la malattia di Hashimoto.

Ipertiroidismo

L'ipertiroidismo si verifica quando la ghiandola diventa iperattiva e produce quantità eccessive di ormoni. Non è molto comune negli uomini e colpisce circa l'1% delle donne (Wallace e Kinman, 2017).

Trattamento dell'ipotiroidismo

Una persona con ipotiroidismo deve prendere ormoni sintetici come la levotiroxina per sostituire gli ormoni tiroidei naturali per tutta la vita.

Sintomi

I sintomi dell'ipertiroidismo includono:

- Ansia
- Nervosismo
- Irrequietezza
- Cuore in corsa
- Aumento della sudorazione
- Irritabilità
- Shaking
- Difficoltà a dormire
- Unghie e capelli fragili
- Pelle sottile
- Debolezza muscolare
- Occhi sporgenti
- Perdita di peso

Come influisce sul tuo metabolismo

Gli ormoni tiroidei regolano il metabolismo. Il metabolismo di una persona è la quantità di energia che il suo corpo utilizza e la velocità con cui utilizza l'energia. Quindi gli ormoni tiroidei influenzano anche il tasso basale del metabolismo del corpo, o quanta energia il corpo usa a riposo.

Quando la tiroide produce troppi ormoni, allora il tasso basale è alto. Quindi il corpo consuma più energia quando è a riposo. Ecco perché una persona perde peso quando ha l'ipertiroidismo.

Cause

La ragione più importante per lo sviluppo dell'ipertiroidismo è la malattia di Graves. Anche il gozzo multinodulare o il gozzo nodulare tossico possono far sì che la ghiandola produca ormoni in eccesso (Wallace e Kinman, 2017).

Fattori di rischio

I fattori di rischio per l'ipertiroidismo includono:

- Storia medica di membri della famiglia che hanno o avevano la malattia di Graves.

- Le donne sono più a rischio.

- Una persona che soffre di malattie croniche, come il diabete di tipo 1, è più suscettibile di avere l'ipertiroidismo

Trattamento dell'ipertiroidismo

La produzione dell'ormone tiroideo può essere fermata o rallentata con:

- Trattamento radioattivo: in questa forma di trattamento, ti viene somministrato dello iodio radioattivo sotto forma di una dose liquida o di una compressa. Lo iodio danneggia le cellule della tiroide in modo che non possano produrre ormoni.

- Farmaci antitiroidei: possono aiutare a sbarazzarsi dei sintomi entro 6-8 settimane. Ma potrebbe essere necessario prendere il farmaco per un anno e fare controlli regolari per assicurarsi che i livelli ormonali siano stabili ed equilibrati.

- Chirurgia: Questa opzione è usata solo se le altre opzioni mediche non funzionano. Dopo l'intervento, dovrai prendere ulteriori farmaci per compensare la mancanza di produzione di ormoni tiroidei.

Cancro alla tiroide

Il cancro alla tiroide non è molto comune e la maggior parte dei casi può essere curata. Ci sono diversi tipi di cancro alla tiroide, come il papillare, follicolare, midollare, anaplastico e il linfoma tiroideo. Il trattamento dipende dal tipo di cancro (Thyroid cancer, n.d.).

Sintomi

Il cancro alla tiroide in genere non mostra alcun sintomo nelle fasi iniziali. Nelle fasi avanzate, i seguenti sintomi possono essere visibili:

- Un nodulo sul collo che può essere identificato toccando quella zona.

- Cambiamenti nella voce di una persona, compreso l'aumento della raucedine.

- Dolore alla gola o al collo.

- Difficoltà di deglutizione.

- I linfonodi si gonfiano.

Cause

La causa del cancro alla tiroide non è nota. La malattia si verifica quando cambiamenti genetici o mutazioni hanno luogo nelle cellule presenti nella tiroide. Le mutazioni danno alle cellule la possibilità di moltiplicarsi e crescere rapidamente, e quindi non possono morire come le cellule normali. Queste cellule anormali si accumulano e formano dei tumori. Di conseguenza, possono invadere i tessuti vicini e diffondersi in altre parti del corpo (Thyroid cancer, n.d.).

Fattori di rischio

I fattori che aumentano le probabilità che si verifichi sono:

- Sesso: colpisce più le donne che gli uomini.

- Sindromi genetiche: per esempio, le neoplasie endocrine multiple e il cancro midollare familiare della tiroide sono sindromi genetiche ereditate.

- Esposizione a radiazioni gravi: per esempio, l'esposizione alle radiazioni durante gli incidenti nelle centrali nucleari, i test sulle armi, o i trattamenti di radiazione sono fatti per il collo o la testa.

Trattamento del cancro alla tiroide

Il cancro alla tiroide può essere trattato rimuovendo il tessuto o la ghiandola cancerosa con una procedura di tiroidectomia.

Test e trattamento della tiroide , Quando dovresti vedere il tuo medico?

Se notate uno dei sintomi che sono stati menzionati, dovreste consultare il vostro medico o operatore sanitario per ottenere una valutazione completa della vostra salute.

Il medico prenderà in considerazione la tua storia medica, il tuo background e la condizione della tiroide e deciderà i test e il trattamento di conseguenza.

Test e trattamenti comuni

Un certo numero di test e trattamenti sono utilizzati per regolare i livelli ormonali. Oltre alla medicina e alla chirurgia, ci sono vari mezzi per ottenere sollievo dal disagio e aiutare la ghiandola a funzionare meglio, come rimedi erboristici, integratori alimentari ed esercizi specifici. Daremo un'occhiata ad alcuni di questi più avanti in questo libro.

- Esami del sangue

Il medico può usare gli esami del sangue per determinare il livello di ormoni presenti nel sangue di una persona. I test mostrano la quantità di ormone tiroideo e anche l'ormone rilasciato dalla ghiandola pituitaria, che stimola la tiroide (TSH).

Quando una persona ha l'ipotiroidismo, i livelli di TSH sono più alti perché il corpo spinge la tiroide a produrre più ormoni. Se l'individuo ha l'ipertiroidismo, il livello di TSH è molto basso e il livello degli ormoni tiroidei è alto (Diagnosi e trattamento dei problemi della tiroide, n.d.).

- Test di assorbimento dello iodio

Questo test è usato per trovare la causa dell'ipotiroidismo e traccia la quantità di ioduro che la ghiandola assorbe. Questo minerale è il componente principale degli ormoni tiroidei, e il corpo lo ottiene dal cibo che una persona mangia. Quindi, se si conosce la quantità di iodio che viene assorbita, si può dire la quantità di ormone prodotto dalla ghiandola.

Nel prossimo capitolo, vedremo come la tiroide, la salute dell'intestino e il fegato sono interconnessi.

Capitolo 2. Dieta tiroidea per la perdita di peso

Come è stato precedentemente menzionato, le persone possono utilizzare la dieta della tiroide per la perdita di peso. Le persone che soffrono di ipotiroidismo sono la ragione principale di questa dieta per la perdita di peso. L'ipotiroidismo può causare un aumento di peso. Per perdere peso o almeno mantenerlo a un livello normale, gli esperti consigliano di utilizzare la dieta tiroidea appositamente formulata.

Il programma di perdita di peso più efficace progettato per i pazienti tiroidei si concentra non solo sul conteggio delle calorie, ma anche sulla spaziatura dell'apporto calorico nel corso della giornata. Cioè, l'apporto calorico calcolato è preso in diversi mini-pasti.

Inoltre, gli esperti ritengono che le persone che soffrono di ipotiroidismo devono regolare le proporzioni e la distribuzione dell'assunzione di macronutrienti. Un pasto dovrebbe comprendere il 40% di proteine, il 35% di carboidrati (da alimenti a basso indice glicemico) e il 25% di grassi, con 250-300 calorie ad ogni pasto.

Diamo un'occhiata più da vicino all'esempio precedente:

Una persona che pesa 75 chilogrammi (165 libbre) con una condizione della tiroide (per esempio, ipotiroidismo) vuole perdere peso in modo sicuro.

Ottieni il fabbisogno calorico giornaliero: 75 chilogrammi X 25 = 1875 calorie al giorno

Sottrarre 200 calorie (fattore tiroideo, per tenere conto della condizione della tiroide):

1875-200= 1675 calorie al giorno per una perdita di peso sicura

Dividi un giorno di pasti in mini-pasti, con 300 calorie per ogni pasto. Per ottenere il numero di pasti da 300 calorie al giorno, dividere la caloria per la perdita di peso per 300:

1675 calorie / 300 = 5,58 o 6 mini-pasti al giorno

Questo significa che una persona che pesa 75 chili dovrebbe mangiare 6 mini-pasti ogni giorno, a 300 calorie per pasto, per perdere peso in modo sicuro. I mini-pasti dovrebbero essere distribuiti uniformemente durante la giornata.

Il tasso raccomandato di perdita di peso è di 1 chilo o 2,2 libbre alla settimana. Andare oltre può innescare la modalità fame nel corpo. Mentre il corpo ha ancora adeguate riserve di grasso e di energia, riducendo bruscamente e severamente l'assunzione di cibo, il corpo lo riconoscerà come se stesse morendo di fame. Invece di perdere peso e bruciare i grassi, il corpo si sforza davvero di trattenere tutti i grassi e continuare a mangiare. Le voglie diventeranno esagerate in questo caso, il che può portare a una grave sovralimentazione e a riprendere più peso di quello perso inizialmente.

Prendila con calma e non fare troppe cose tutte insieme. L'idea è quella di stabilirsi gradualmente in uno stile di vita e non affrettarsi in nulla, non importa quanto sia grave una situazione.

Quindi, per perdere peso in modo efficace e duraturo, perdere peso in modo graduale e sicuro.

Esercizio della tiroide per la parte superiore del corpo

Anche se l'esercizio fisico, nel suo complesso, è un buon modo per rimanere in forma, è necessario concentrarsi sulla perdita di grasso in particolari aree del corpo per aiutare il problema della tiroide. Questo capitolo esamina diversi esercizi che ti aiuteranno a sentirti rilassato e a ringiovanire completamente il tuo corpo. Guardiamo gli esercizi rivolti alla parte superiore del corpo, che ti aiuteranno a tagliare il grasso da queste aree specifiche.

Riscaldamento cardio

È estremamente importante indulgere in un riscaldamento cardio. Dovete far salire la vostra frequenza cardiaca e saltare. Per questo, devi fare una piccola routine di riscaldamento seguita da qualche esercizio ad alta intensità come salire sul tapis roulant. Puoi anche aggrapparti a una barra e iniziare a fare jogging nello stesso posto. Ottenere una frequenza cardiaca elevata ti aiuterà a tagliare più grasso dal tuo corpo.

Crunch normali

I normali crunch sono ottimi per perdere il grasso dalla zona dello stomaco. Aiuteranno a tonificare i muscoli e a tagliare il grasso nell'addome. Per eseguire questi crunch normali, iniziate a sdraiarvi sul pavimento sulla schiena e piegate le gambe. Mettete le mani dietro la testa o semplicemente sulla pancia. Ora, senza muovere le gambe, solleva il busto e fai in modo che il mento tocchi le ginocchia. Sdraiatevi di nuovo e continuate a ripetere questa serie di esercizi.

Crunch in bicicletta

I crunch in bicicletta sono un ottimo modo per tonificare i muscoli addominali e gli obliqui. Tutto quello che devi fare è iniziare sdraiandoti sulla schiena come faresti per i tuoi normali crunch. Ora mettete le mani dietro la testa e sollevate entrambe le gambe un po' sopra la terra. Ora sollevate il busto e portate il ginocchio destro verso il petto. Piegate il busto da sinistra e provate a toccare il ginocchio destro con il gomito sinistro. Continuate così anche con l'altro lato. Questo crunch in bicicletta vi aiuterà ad avere muscoli completamente tonici in poco tempo.

Crunch di resistenza

I crunch di resistenza vi aiuteranno a costruire addominali inferiori forti. Per eseguirli, iniziate sdraiandovi sul pavimento e mettendo i piedi su una piattaforma più alta. Ora mettete dei manubri sullo stomaco e iniziate a sollevare la parte inferiore del busto. Dovete sentire il bruciore nello stomaco e sentire letteralmente come se tutto il grasso si stesse sciogliendo. Continuate a farlo e sentite il bruciore nell'addome superiore e inferiore. È meglio fermarsi quando non se ne può più, o fare circa 25 è l'ideale per i principianti.

Danza del ventre

Questo è un grande hobby per le donne che cercano di tagliare il grasso dalla pancia. Questa è un'area problematica per molte donne, e spesso si lamentano di avere troppo grasso sullo stomaco. Per questo, è meglio indulgere in un'attività come la danza del ventre. Tutto quello che devi fare è iscriverti a una classe o farlo a casa guardando un video. Non è necessario indossare un costume di danza del ventre e si può fare in abiti normali. Diverse donne la amano soprattutto perché li aiuta a tagliare il grasso della pancia senza doversi dedicare a esercizi rigorosi.

Correre in salita

Correre in salita è ottimo per la parte superiore del corpo. Questo è specialmente per coloro che cercano di tagliare un po' di grasso presente nei fianchi e negli obliqui. Tutto quello che devi fare è trovare una strada o una pista in salita e iniziare a correre su di essa. Questo farà in modo che tutto il tuo corpo si alleni, e così le tue gambe. Potete continuare a correre in salita e non fermarvi finché non potete più correre. Se non c'è una pista in salita, allora anche correre sulle scale è ugualmente impegnativo. Fallo per circa 20 minuti.

Push-Up

Le flessioni normali sono raccomandate per coloro che non possono indulgere in esercizi rigorosi. Le flessioni aiuteranno a ridurre il grasso sia della pancia che delle braccia. Si possono fare flessioni regolari e anche plank. I plank si riferiscono all'abbassamento della parte superiore del corpo per raggiungere la posizione di push-up superiore e poi rialzarsi. Questo esercizio può essere leggermente più intenso rispetto alle normali flessioni, e quindi è meglio che tu faccia il primo se non hai la capacità di affrontare questo esercizio. Fermatevi ogni volta che la pancia e le braccia iniziano a dolere.

Scalatori di montagna

Gli alpinisti sono per tutti coloro che sono veramente determinati a tagliare il grasso dal loro corpo al più presto. Se lo fate ogni giorno, allora perderete facilmente il peso in eccesso. Per eseguirlo, iniziate a mettervi nella posizione di plank superiore. Ora guarda in alto e porta il ginocchio destro al petto. Spingilo giù e porta il ginocchio sinistro al petto. Spingetelo di nuovo verso il basso e sollevate di nuovo il ginocchio destro. Devi duplicare l'azione che fanno gli alpinisti mentre scalano le montagne.

Pesi

Sollevare pesi fa sempre bene alle braccia. Puoi tagliare la ciccia presente nelle tue braccia e sentirti sicuro di te. Puoi scegliere i pesi a seconda della tua capacità e usarli per sollevare e tonificare le braccia. Puoi anche usare bilancieri o sollevamenti pesanti per tonificare i tuoi bicipiti e anche i tricipiti. È sempre meglio usare i bilancieri e i pesi dopo aver fatto le flessioni, in quanto aggiungerà una leva ad esse.

Questi formano i vari esercizi per la parte superiore del corpo che potete eseguire e ridurre il vostro peso. Ma ricordate che dovete rimanere persistenti e non smettere di esercitarvi solo perché vi sentite stanchi. Il punto è continuare a fare esercizio quando si è stanchi in modo da poter bruciare il grasso utilizzando tutti gli zuccheri in eccesso.

Esercizi per la parte inferiore del corpo

La parte inferiore del corpo richiederà un allenamento tanto quanto la parte superiore del corpo. Non puoi avere una parte superiore del corpo ben tonificata e una parte inferiore grassa. Anche se alcuni esercizi lavoreranno sulla parte superiore e inferiore del corpo, è necessario affrontare specificamente alcuni dei problemi della parte inferiore del corpo. Ecco alcuni esercizi che puoi intraprendere per colpire i muscoli della parte inferiore del corpo e ottenere polpacci tonici, cosce e un sedere sodo.

Squat

Gli squat sono esercizi incredibili per la parte inferiore del corpo. Potete fare squat normali tenendo le mani davanti a voi e seduti o fare squat a gambe divaricate, che vi aiuteranno a tonificare il sedere. Se avete molto grasso nei vostri fianchi, allora potete fare squat più profondi e tenere dei pesi in mano per aggiungere una leva al vostro esercizio. Potete anche saltare su e giù e atterrare in uno squat ogni volta che saltate giù.

Stepping

Lo stepping si riferisce a salire i gradini e scendere velocemente in rapida successione. Lo stepping è ottimo per le gambe e i fianchi. Quando si fa lo stepping, si ha la possibilità di tonificare sia i polpacci che i fianchi. Puoi comprare uno stepper se vuoi, o semplicemente salire e scendere le scale ti aiuterà. Prendi delle precauzioni di sicurezza e non farlo troppo velocemente per non farti male. Idealmente, camminare su e giù per una rampa di scale circa 15 volte funzionerà bene.

Sollevamento delle gambe

Le alzate delle gambe sono un ottimo esercizio per tutti coloro che cercano di tonificare i loro obliqui. Sdraiatevi sul pavimento e giratevi di lato. Sostenete il vostro corpo mettendo il vostro braccio superiore sul pavimento. Ora solleva la gamba in aria per 3/4 e poi abbassala di nuovo. Non abbassarla del tutto e abbassala per mantenere uno spazio di un centimetro da terra. Fate 20 ripetizioni su ogni lato. Potete aumentare il numero a seconda della vostra capacità.

Correre in discesa

Proprio come correre in salita ti aiuta a ridurre il grasso della parte superiore del corpo, correre in discesa lavorerà per la parte inferiore del corpo e ti aiuterà a tagliare un sacco di grasso. Dovete trovare un pendio e correre giù il più velocemente possibile. Usa lo stesso campo che useresti per la tua corsa in salita. Continua a correre in discesa e assicurati di rimanere concentrato sul bruciare consapevolmente il grasso nel tuo corpo. È altamente possibile aggiungere una leva al tuo allenamento semplicemente avendo un'immagine mentale di te che corri lungo una pista, che hai perso tutto il tuo peso e che sfoggi una figura snella e curata.

Saltare

Saltare è un ottimo grasso per la parte inferiore del corpo. Tutto quello che devi fare è saltare su e giù usando una corda o una corda immaginaria. Continuate a saltare finché non vi sentite completamente stanchi e non potete più continuare. È meglio tenere il conto e puntare a 500 salti all'inizio e aumentare lentamente il numero a seconda della tua capacità. Puoi anche fare il salto per un minuto e il jogging per un minuto per ottenere risultati migliori e più veloci.

Allenamento Cross Fit

L'allenamento cross-fit è una forma di esercizio intenso che aiuta a tagliare il grasso dal corpo. Ci sono diverse routine di allenamento tra cui scegliere, e si può prendere qualcosa di adatto al proprio corpo. Questi allenamenti sono ad alta intensità, e quindi devi essere preparato a prenderli e continuare con loro e non mollare perché è difficile. Puoi trovare un partner per allenarti con te e continuare finché non raggiungi il tuo peso ideale.

Oltre a questi, puoi partecipare ad attività sportive come giocare a basket o nuotare, perché ti aiuteranno a sbarazzarti del grasso nel tuo corpo e ad aumentare la produzione di serotonina. Questo ridurrà efficacemente l'ormone dello stress e vi aiuterà a mantenere un corpo e una mente sani e in forma.

Nutrizione

Quando fai esercizio, è importante che tu mantenga il livello di nutrizione nel tuo corpo. La nutrizione è importante e non puoi rinunciarvi. Invece di fare uno spuntino con le barrette energetiche, che sono cariche di zucchero, si può portare della frutta fresca e consumarla. Allo stesso modo, invece di bere bevande energetiche, puoi bere acqua infusa di frutta. Per farne un po', aggiungete frutta tagliata a una bottiglia d'acqua e poi filtrate tutta la frutta. Portatela con voi quando andate ad allenarvi. Bevi quest'acqua ogni tanto per mantenerti idratato. Infatti, può sostituire i succhi di frutta e anche le bevande.

Terapie alternative

Oltre all'esercizio e ai farmaci, ci sono molte cose che puoi fare per ottenere sollievo dal tuo terzo problema. Alcune soluzioni generiche sono menzionate qui e possono essere considerate terapie alternative per alleviare i tuoi problemi alla tiroide.

Integratori

La migliore terapia alternativa è quella di consumare integratori. Ci sono molti integratori là fuori che possono essere consumati per migliorare la vostra salute. Anche se non sei interessato a trattare direttamente i tuoi problemi alla tiroide, è importante che tu consumi degli integratori che facciano bene al tuo corpo. Puoi acquistarli online o cercarli nelle farmacie locali che hanno in stock medicine alternative. Alcuni integratori naturali che fanno bene alla tiroide includono estratti di tè verde ed estratti di noci e semi. Tuttavia, potresti dover consultare il tuo medico prima di decidere di assumerli e assicurarti che non stiano alterando i tuoi farmaci attuali.

Meditazione

La meditazione è un ottimo modo per affrontare lo stress. La meditazione non è altro che indurre un profondo livello di trance, che vi aiuterà a superare lo stress e vi aiuterà anche con i vostri problemi alla tiroide. Ci sono molte forme di pratiche meditative tra cui scegliere e includono la meditazione a piedi, gli esercizi di respirazione, la meditazione trascendentale, ecc. Il modo più semplice è trovare un posto tranquillo, sedersi con le gambe piegate, chiudere gli occhi e concentrarsi sul respiro. Puoi farlo due volte al giorno e può essere fatto ovunque, anche in ufficio.

Visualizzazione guidata

La visualizzazione guidata si riferisce all'invio in trance, ma non è completamente come l'ipnosi. La persona viene ipnotizzata e mandata in uno stato di trance e poi le viene chiesto di immaginare che tutti i suoi problemi, compresi quelli mentali e fisici, siano scomparsi e che ora stia conducendo di nuovo una vita normale. Questo aiuterà la persona mentalmente e anche fisicamente. È una buona idea farlo ogni tanto, e questa trance può essere facilmente autoindotta e non è necessario che qualcun altro la induca. Semplicemente sedersi su una sedia rilassante ed eseguire questo può aiutare la persona in un grande modo.

Yoga

Lo yoga è un'antica arte di eseguire alcuni esercizi predeterminati, che aiutano il corpo e la mente a rimanere sani. Lo yoga è stato introdotto milioni di anni fa, e c'è una posa per ogni malattia. Tutto quello che dovete fare è cercare quali sono quelle che aiutano la tiroide ed eseguire le pose. Puoi farlo insieme alla tua routine di esercizi e renderlo parte della tua vita quotidiana. Puoi anche unirti a un gruppo di yoga, che ti insegnerà le pose giuste e ti farà compagnia. Puoi anche chiedere a un partner di unirsi a te, e voi due potete eseguire le posizioni insieme e motivarvi a vicenda a continuare.

Guarigione del cristallo

La guarigione dei cristalli è una scienza alternativa e aiuta a guarire il corpo usando cristalli colorati. Si dice che questi cristalli o pietre colorate contengano molta energia positiva. Ci sono molte ruote o chakra che girano all'interno del tuo corpo, e ognuno corrisponde a un organo. C'è una ruota all'interno della gola, che continua a girare, e se c'è un disturbo in essa, si soffre di problemi alla tiroide. Quindi è importante tenere sotto controllo questo chakra. Questo può essere fatto mettendo una pietra colorata in cima alla gola, proprio sotto il pomo d'Adamo. Dovete consultare un guaritore di cristalli qualificato per sapere esattamente quale pietra o cristallo deve essere collocato.

Agopressione

La digitopressione è una tecnica che viene utilizzata per aiutare a migliorare le condizioni di una persona. L'agopressore conosce diversi punti di pulsazione sul corpo, che lui o lei stimola premendoci contro. Questo aiuterà a stimolare gli organi che corrispondono a quei punti, e la persona avrà un sollievo immediato. Ma è importante consultare un agopressurista professionista e farsi raccomandare da un amico o da un parente che ha già usufruito del trattamento.

Agopuntura

Proprio come la digitopressione, l'agopuntura funziona su principi simili. Tuttavia, la differenza è che la prima si limita a stimolare i punti di pulsazione premendo contro di essi, mentre la seconda inserisce aghi appuntiti nei punti di pulsazione per stimolarli. Proprio come nel caso della digitopressione, è necessario consultare un professionista scrupoloso. Questa tecnica è leggermente più efficace della precedente in quanto è invasiva e permette di raggiungere direttamente la fonte.

Aroma Terapia / Musicoterapia

Ci sono l'aromaterapia e la musicoterapia per coloro che cercano di integrare il loro trattamento e ottenere un sollievo più veloce. Nel primo caso, la persona viene fatta annusare i profumi naturali degli oli essenziali, e nel secondo, la persona viene fatta ascoltare della musica calmante per ottenere benefici simili. Entrambi possono essere fatti entro i confini della vostra casa, e potete leggere quale olio essenziale si adatta ai vostri problemi di tiroide. È meglio ascoltare della musica rilassante piuttosto che qualcosa di forte e senza senso. Puoi anche portare le tue cuffie in ufficio e ascoltare un po' di musica di tanto in tanto.

Massaggi

Un buon massaggio di tanto in tanto può aiutare la persona a sentirsi calma e rilassata. Potete farvi aiutare da un professionista o anche chiedere a un membro della famiglia di farlo. Massaggiare la schiena, i piedi e il collo può aiutare a scacciare lo stress e a sentirsi rilassati. Usare un olio stimolante è anche una buona idea, e bisogna assicurarsi che tutti i diversi punti di pressione sul corpo siano stimolati quando ci si sottopone a un massaggio.

Queste sono solo alcune delle terapie alternative che sono disponibili per voi, e ce ne possono essere molte altre tra cui scegliere. Ma assicuratevi di non prenderle tutte allo stesso tempo e cercate di concentrarvi solo su una alla volta. Se pensi che qualcosa stia funzionando abbastanza bene, allora attieniti ad essa invece di passare ad un'altra terapia. Non preoccuparti dei costi, perché la tua salute è importante. Quando comincerete a sentirvi meglio, potrete sempre scegliere di farli fare a casa e non avvalervi di questi servizi da fonti esterne. Se non credi in alcune di queste terapie, come la cristalloterapia, allora puoi scegliere di non prenderle. Guardate altre forme come la meditazione e lo yoga che sono estremamente efficaci e seguite un programma regolare in modo da avere la vostra dose quotidiana. È sempre una buona idea che la tua famiglia e gli amici ti sostengano nella tua condizione e ti aiutino a recuperare più velocemente. Quindi chiedi se qualcuno della tua famiglia è interessato a partecipare a queste attività insieme a te, in modo da avere compagnia e poter continuare a lungo.

Capitolo 3. Ricette per la colazione

1. Quiche di asparagi facile

Tempo di preparazione: 10 minuti

Tempo di cottura: 45 minuti

Porzioni: 8

Ingredienti:

- 10 uova

- 2 libbre di asparagi, tagliati e senza estremità

- 3 cucchiai di olio d'oliva

- Pepe

- Sale

Indicazioni:

1. Preriscaldare il forno a 425 °F.

2. Disporre gli asparagi sulla teglia. Versare 1 cucchiaio di olio d'oliva sugli asparagi.

3. Arrostire gli asparagi nel forno preriscaldato per 15 minuti.

4. In una terrina, sbattere le uova con l'olio rimanente, il pepe e il sale.

5. Trasferire gli asparagi arrostiti in una teglia per quiche. Versare il composto di uova sugli asparagi.

6. Infornare a 350 °F per 30 minuti o finché l'uovo non si rapprende.

7. Tagliare a fette e servire.

Nutrizione:

- Calorie: 146kcal

- Grasso: 10,9 g

- Carboidrati: 4.8 g

- Zucchero: 2,6 g

- Proteine: 9,4 g

- Colesterolo: 205 mg

2. Cuocere la pancetta di zucchine

Tempo di preparazione: 10 minuti

Tempo di cottura: 30 minuti

Porzioni: 8

Ingredienti:

- 8 albumi d'uovo

- 3 cucchiai di pancetta, sbriciolata

- 1/4 di tazza di latte di mandorla non zuccherato

- 3 fette di formaggio svizzero

- 1/2 tazza di ricotta

- 2 tazze di zucchine tagliuzzate

- 1/2 cucchiaino di sale

Indicazioni:

1. Preriscaldare il forno a 350 °F. Ungere una casseruola di 8*8 pollici.

2. Aggiungere le zucchine tagliuzzate nel piatto preparato.

3. Aggiungere l'uovo, la pancetta, il latte, il formaggio svizzero, la ricotta e il sale nel frullatore e frullare fino ad ottenere un composto omogeneo.

4. Versare il composto di uova miscelato sulle zucchine tagliuzzate.

5. Cuocere nel forno preriscaldato per 30 minuti.

6. Servire e gustare.

Nutrizione:

- Calorie: 114 kcal

- Grasso: 6,4 g

- Carboidrati: 2.4 g

- Zucchero: 0,9 g

- Proteine: 11,4 g

- Colesterolo: 19 mg

3. Frittata di colazione al forno

Tempo di preparazione: 10 minuti

Tempo di cottura: 35 minuti

Porzioni: 12

Ingredienti:

- 12 uova

- 1 cucchiaino di aglio in polvere

- 2 1/2 tazze di funghi tritati

- 1 tazza di formaggio cheddar, tagliuzzato

- 1 peperone rosso, tritato

- 1 cipolla piccola, tritata

- 1 tazza di prosciutto tritato

- 1 1/2 tazze di asparagi, tritati

- Pepe

- Sale

Indicazioni:

1. Preriscaldare il forno a 375 °F. Ungere una teglia da 9*13 pollici.

2. Aggiungere gli asparagi, i funghi, il formaggio, il peperone, la cipolla e il prosciutto nella padella preparata.

3. In una ciotola, sbattere le uova con aglio in polvere, pepe e sale.

4. Versare il composto di uova sulle verdure e mescolare delicatamente.

5. Cuocere per 25-35 minuti o fino a quando la frittata è pronta.

6. Tagliare a fette e servire.

Nutrizione:

- Calorie: 132 kcal

- Grasso: 8,6 g

- Carboidrati: 3.5 g

- Zucchero: 1,8 g

- Proteine: 10,8 g

- Colesterolo: 180 mg

4. Casseruola di cavolfiore per la colazione

Tempo di preparazione: 10 minuti

Tempo di cottura: 45 minuti

Porzioni: 6

Ingredienti:

- 10 uova

- 4 tazze di riso al cavolfiore

- 12 once di pancetta, cotta e sbriciolata

- 1/2 tazza di panna pesante da montare

- 1 cucchiaino di paprika

- 8 once di formaggio cheddar, tagliuzzato

- 1/4 di cucchiaino di pepe

- 1 cucchiaino di sale

Indicazioni:

1. Preriscaldare il forno a 350 °F. Ungere una casseruola da 2 litri.

2. Distribuire il riso al cavolfiore nel piatto preparato e coprire con metà del formaggio cheddar.

3. In una ciotola, sbattere le uova con panna, paprika, pepe e sale e versare sul cavolfiore. Aggiungere il formaggio rimanente e la pancetta.

4. Cuocere per 45 minuti.

5. Servire e gustare.

Nutrizione:

- Calorie: 637 kcal

- Grasso: 48,5 g

- Carboidrati: 6.9 g

- Zucchero: 3,5 g

- Proteine: 42,5 g

- Colesterolo: 389 mg

5. Casseruola per la colazione con salsiccia

Tempo di preparazione: 10 minuti

Tempo di cottura: 40 minuti

Porzioni: 8

Ingredienti:

- 12 uova

- 1 cucchiaio di salsa piccante

- 3/4 di tazza di panna pesante da montare

- 2 tazze di formaggio cheddar, tagliuzzato

- 12 once di salsiccia da colazione

- Pepe

- Sale

Indicazioni:

1. Preriscaldare il forno a 350 °F. Ungere una casseruola da 9*13 pollici.

2. Scaldare una grande padella a fuoco medio-alto.

3. Aggiungere la salsiccia alla padella e rompere con un cucchiaio di legno e cuocere per 5-7 minuti o fino a quando la carne non è più rosa.

4. Trasferire la salsiccia cotta nel piatto preparato e distribuirla uniformemente.

5. In una grande ciotola, sbattere le uova con la salsa piccante, la panna, il formaggio, il pepe e il sale.

6. Versare il composto di uova sulla salsiccia e cuocere per 30-40 minuti.

7. Servire e gustare.

Nutrizione:

- Calorie: 391 kcal

- Grasso: 32,2 g

- Carboidrati: 1.2 g

- Zucchero: 0,7 g

- Proteine: 23,8 g

- Colesterolo: 326 mg

6. Jalapeno Breakfast Casserole

Tempo di preparazione: 10 minuti

Tempo di cottura: 30 minuti

Porzioni: 10

Ingredienti:

- 12 uova

- 2 peperoni jalapeno, affettati

- 4 once di formaggio cremoso, tagliato a cubetti

- 1 tazza di formaggio cheddar, tagliuzzato

- 1/2 tazza di pancetta, cotta e tritata

- 1 tazza di panna pesante da montare

- 1/2 cucchiaino di pepe

- 1/4 di cucchiaino di sale

Indicazioni:

1. Preriscaldare il forno a 350 °F. Ungere una teglia da 9*13 pollici e metterla da parte.

2. In una grande ciotola, sbattere le uova con il formaggio cremoso, la panna da montare, il pepe, il sale e versare nella padella preparata.

3. Cospargere le fette di jalapeno, la pancetta e 3/4 di tazza di formaggio cheddar in modo uniforme sul composto di uova.

4. Cuocere per 25-30 minuti. Togliere la teglia dal forno, aggiungere il formaggio rimanente e cuocere per altri 5 minuti.

5. Servire e gustare.

Nutrizione:

- Calorie: 209 kcal

- Grasso: 17,8 g

- Carboidrati: 1.5 g

- Zucchero: 0,6 g

- Proteine: 11 g

- Colesterolo: 238 mg

7. Casseruola di salsiccia e ricotta

Tempo di preparazione: 10 minuti

Tempo di cottura: 55 minuti

Porzioni: 12

Ingredienti:

- 10 uova

- 2 1/2 libbre di salsiccia italiana

- 1 cucchiaio di basilico fresco, tritato

- 12 pomodori ciliegia, dimezzati

- 16 once di ricotta, tagliata a cubetti

- 4 once di formaggio cremoso

- 1 cucchiaino di sale

Indicazioni:

1. Preriscaldare il forno a 400 °F.

2. Aggiungere la salsiccia nella casseruola e cuocere per 20 minuti. Una volta fatto, scolare bene la salsiccia e rompere in piccoli pezzi con un passaverdure.

3. In una ciotola, sbattere le uova con il formaggio cremoso fino ad ottenere un composto omogeneo e versarlo sulla salsiccia. Salare. Cospargere i cubetti di ricotta, i pomodori e il basilico.

4. Cuocere per altri 35-40 minuti.

5. Servire e gustare.

Nutrizione:

- Calorie: 480 kcal

- Grasso: 37 g

- Carboidrati: 7.3 g

- Zucchero: 3,7 g

- Proteine: 29,1 g

- Colesterolo: 238 mg

8. Facile cottura dell'uovo al formaggio

Tempo di preparazione: 10 minuti

Tempo di cottura: 30 minuti

Porzioni: 4

Ingredienti:

- 4 uova

- 1/3 di tazza di metà e metà

- 4 once di formaggio cremoso

- Pizzico di sale

Indicazioni:

1. Preriscaldare il forno a 350 °F.

2. Aggiungere le uova, metà e metà, il formaggio cremoso e il sale nel frullatore e frullare fino ad ottenere un composto omogeneo.

3. Versare il composto di uova nella teglia unta e cuocere per 30 minuti.

4. Servire e gustare.

Nutrizione:

- Calorie: 188 kcal

- Grasso: 16,6 g

- Carboidrati: 2 g

- Zucchero: 0,4 g

- Proteine: 8,3 g

- Colesterolo: 202 mg

Capitolo 4. Ricette per il pranzo

9. Cozze alla marinara

Tempo di preparazione: 15 minuti

Tempo di cottura: 35 minuti

Porzioni: 4

Ingredienti:

- 4 quarti di cozze, sgusciate e pulite

- 2 spicchi d'aglio, tritati

- 1 cipolla piccola, tritata

- 6 cucchiai di prezzemolo fresco, tritato

- 1 foglia di alloro

- 1/4 di cucchiaino di timo secco

- 2 tazze di vino bianco

- 3 cucchiai di formaggio cremoso, divisi

Indicazioni:

1. Mescolare il vino, la cipolla, il timo, l'aglio, 2 cucchiai di formaggio cremoso, 4 cucchiai di prezzemolo e la foglia di alloro in una grande pentola e mettere a fuoco medio. Portare a ebollizione

2. Ridurre il fuoco e cuocere a fuoco lento per 2 minuti prima di aggiungere le cozze.

3. Dopo le cozze, cuocere fino a quando le conchiglie si aprono. Questo richiederà circa 4-5 minuti

4. Rimuovere le cozze, scolare il liquido e mettere da parte.

5. Aggiungere il formaggio cremoso avanzato e il prezzemolo alla salsa nella pentola. Cuocere finché non si scioglie completamente.

6. Servire le cozze nei piatti e versarvi sopra la salsa preparata.

Nutrizione:

- Calorie: 298kcal

- Carboidrati: 11g

- Grasso: 10g

- Proteine: 19g

10. Bistecca di tonno marinato

Tempo di preparazione: 40 minuti

Tempo di cottura: 11 minuti

Porzioni: 4

Ingredienti:

- 4 tranci di tonno (4 once ciascuno)

- 1/4 di tazza di succo d'arancia

- 1/4 di tazza di salsa Worcestershire

- 2 cucchiai di olio extravergine d'oliva

- 1 cucchiaio di succo di limone

- 2 cucchiai di prezzemolo fresco, tritato

- 1 spicchio d'aglio, tritato

- 1/2 cucchiaino di origano fresco tritato

- 1/2 cucchiaino di pepe nero macinato

Indicazioni:

1. Preparare la marinata mescolando tutti gli ingredienti tranne il tonno in una ciotola media. Mescolate fino a che non siano ben combinati, poi aggiungete i tranci di tonno e ricoprite tutti i lati. Lasciare in frigorifero per 30 minuti per marinare.

2. Nell'attesa, preriscaldate la griglia e oliate leggermente le griglie.

3. Togliere il tonno e la marinata dal frigorifero. Disporre i tranci di tonno sulle griglie e sulla griglia. Cuocere per 5 minuti, poi girare i tranci di tonno e ricoprirli con la marinata. Girare il tonno periodicamente e ungere con la marinata fino a quando la bistecca è grigliata al livello desiderato. Eliminare gli avanzi della marinata.

4. Servire.

Nutrizione:

- Calorie: 200 kcal

- Carboidrati: 4g

- Grasso: 8g

- Proteine: 28g

11. Salmone d'acero

Tempo di preparazione: 40 minuti

Tempo di cottura: 20 minuti

Porzioni: 4

Ingredienti:

- 2 cucchiai di salsa Worcestershire

- 1/4 di tazza di sciroppo d'acero

- 1 spicchio d'aglio, tagliato sottile

- 1/8 di cucchiaino di pepe nero macinato

- 1/4 di cucchiaino di sale all'aglio

- 1 libbra di salmone

Indicazioni:

1. Preriscaldare il forno a 400 °F

2. Mescolare lo sciroppo, la salsa, l'aglio, il pepe e il sale all'aglio in una piccola ciotola

3. Disporre il salmone in una teglia e coprirlo con la marinata all'acero. Coprire e tenere il tonno in frigorifero per 30 minuti a marinare.

4. Togliere il salmone dal frigorifero e metterlo in forno a cuocere per 20 minuti o fino a quando si può sfaldare con una forchetta

5. Lasciare raffreddare, poi servire.

Nutrizione:

- Calorie: 265 kcal

- Carboidrati: 14g

- Grasso: 12g

- Proteine: 23g

12. Gamberi marinati alla griglia

Tempo di preparazione: 35 minuti

Tempo di cottura: 6 minuti

Porzioni: 6

Ingredienti:

- 3 spicchi d'aglio, tritati

- 1/3 di tazza di olio extravergine d'oliva

- 1/4 di tazza di salsa di pomodoro

- 2 cucchiai di aceto di vino rosso

- 2 cucchiai di basilico fresco, tritato

- 1/2 cucchiaino di sale

- 1/4 di cucchiaino di pepe di Caienna

- 2 libbre di gamberi freschi, decorticati e sgusciati

- Spiedini

Indicazioni:

1. Preriscaldare la griglia.

2. Mescolare tutti gli ingredienti in una grande ciotola. Assicurarsi che i gamberi siano ben rivestiti. Coprire e tenere in frigorifero per circa 30 minuti a 1 ora. Mescolare solo una volta.

3. Disporre i gamberi sugli spiedini forandoli dalla coda alla testa. Eliminare gli avanzi della marinata.

4. Oliare leggermente le griglie della griglia e disporvi i gamberi. Grigliare entrambi i lati fino a quando i gamberi diventano opachi. Questo può richiedere circa 5-6 minuti.

5. Servire.

Nutrizione:

- Calorie: 273 kcal

- Carboidrati: 3g

- Grasso: 7g

- Proteine: 41g

13. Gamberi scampi

Tempo di preparazione: 15 minuti

Tempo di cottura: 10 minuti

Porzioni: 6

Ingredienti:

- 8 once di pasta senza glutine confezionata

- 1/2 tazza di formaggio cremoso

- 4 spicchi d'aglio, tritati

- 1/4 di cucchiaino di sale

- 1 libbra di gamberi, decorticati e sgusciati

- 1 tazza di vino bianco secco

- 1/4 di cucchiaino di pepe nero macinato

- 3/4 di tazza di parmigiano

- 1 cucchiaio di prezzemolo fresco, tritato

Indicazioni:

1. Lessare la pasta senza glutine e versarla in un colino quando è pronta.

2. Sciogliere il formaggio cremoso in una grande casseruola posta su fuoco medio. Aggiungere i gamberi e l'aglio, friggere per 5 minuti o fino a quando entrambi i lati dell'aglio sono fatti.

3. Versare il vino bianco nella casseruola, aggiungere pepe, sale e far bollire.

4. Trasferire i gamberi in una ciotola, poi mescolare con la pasta scolata.

5. Servire nei piatti e guarnire con formaggio e prezzemolo.

Nutrizione:

- Calorie: 606 kcal; Carboidrati: 36g; Grasso:30g; Proteina: 36g

Capitolo 5. Ricette vegane e vegetariane

14. Porridge di quinoa

Tempo di preparazione: 5 minuti

Tempo di cottura: 15 minuti

Porzioni: 4

Ingredienti:

- 2 tazze di quinoa biologica, bianca
- 1 cucchiaino di estratto di vaniglia, puro
- 1 cucchiaino di curcuma macinata
- 1 cucchiaino di cannella macinata
- 2 tazze di latte di cocco, preferibilmente non zuccherato
- 1/2 cucchiaino di zenzero macinato
- 1/8 di cucchiaino di pepe nero
- 1/2 tazza di pere in scatola, tagliate a dadini e con il succo
- 1/8 di cucchiaino di sale
- 1/4 di scaglie di cocco, preferibilmente non zuccherato
- 1/2 tazza di uva passa dorata

Indicazioni:

1. Versare la quinoa in una ciotola e sciacquarla sotto l'acqua fredda.

2. In una casseruola di medie dimensioni, mescolare la quinoa e il latte di cocco e mettere a fuoco medio per far bollire.

3. Una volta che la miscela inizia a bollire, ridurre il fuoco e coprire la casseruola con un coperchio ermetico. Cuocere per 10-15 minuti fino a quando il porridge si addensa e la maggior parte del latte viene assorbito

4. Togliere la padella dal fuoco e aggiungere il resto degli ingredienti: curcuma, vaniglia, cannella, pepe nero, zenzero e sale, poi mescolare.

5. Per le guarnizioni, aggiungere pere, scaglie di cocco e uvetta a piacere

Nutrizione:

- Calorie: 276 kcal

- Carboidrati: 48g

- Grasso: 2g

- Proteine: 6g

15. Channa Saag

Tempo di preparazione: 5 minuti

Tempo di cottura: 12 minuti

Porzioni: 2

Ingredienti:

- 2/3 di tazza di fagioli secchi

- 1-1/2 tazze di fagioli cotti senza sale aggiunto

- 12 once di spinaci, tritati

- 1 cucchiaino di cannella macinata

- 1 cucchiaino di coriandolo macinato

- 1 cucchiaino di cardamomo macinato

- 1 cucchiaino di garam marsala

- 1 cipolla media, tagliata sottile

- 2 pomodori medi, affettati

- 2 spicchi d'aglio, tritati

- 1 cucchiaino di zenzero, grattugiato

- 3 cucchiai di acqua

Indicazioni:

1. Aggiungere 3 cucchiai d'acqua in una grande casseruola, poi mettere a fuoco medio.

2. Aggiungere le cipolle, lo zenzero e l'aglio all'acqua e cuocere fino a quando sono teneri. Questo richiederà circa 2 minuti.

3. Aggiungere gli spinaci, le spezie e i pomodori. Mescolate, poi lasciate cuocere per 5 minuti.

4. Mescolare il pepe di cayenna e i ceci: cuocere per 5 minuti.

5. Servire.

Nutrizione:

- Calorie: 298kcal; Carboidrati: 53g

- Grasso: 4.3g; Proteine: 21g

16. Funghi di Portobello e fagioli

Tempo di preparazione: 5 minuti

Tempo di cottura: 12 minuti

Porzioni: 2

Ingredienti:

- 1 cipolla media, tagliata sottile

- 2/3 di tazza di fagioli secchi

- 2 grandi tappi di funghi Portobello, affettati

- 1-1/2 tazze di fagioli cotti senza sale aggiunto

- 1 pomodoro grande, affettato

- 2 spicchi d'aglio, tritati

- 1/2 tazza di brodo vegetale

- 3 cucchiai di acqua

Indicazioni:

1. Aggiungere 3 cucchiai d'acqua in una grande casseruola, poi mettere a fuoco medio.

2. Aggiungere le cipolle e l'aglio all'acqua e cuocere fino a quando sono teneri. Questo richiederà circa 2 minuti.

3. Aggiungere il brodo e i funghi. Mescolate, poi lasciate cuocere per 5 minuti finché i funghi non diventano teneri.

4. Aggiungere i ceci e i pomodori. Ridurre il fuoco e cuocere a fuoco lento per 5 minuti.

5. Servire.

Nutrizione:

- Calorie: 143 kcal

- Carboidrati: 25g

- Grasso: 2.1g

- Proteine: 11g

Capitolo 6. Ricette per la cena

17. Zuppa di pollo paleo

Tempo di preparazione: 15 minuti

Tempo di cottura: 45 minuti

Porzioni: 4

Ingredienti:

- 1 cucchiaio di olio di cocco

- 1 libbra di pollo macinato (organico)

- 2 cucchiai di zenzero affettato

- 1 tazza di sedano, tagliato a dadini

- 1/2 cucchiaino di sale

- 1 tazza di cipolla verde, affettata con bianco e verde separati

- 3 tazze di brodo

- 1/2 tazza di carote tritate

- 1 cucchiaino di curcuma macinata

- 1/16 di cucchiaino di curcuma macinata

- 1/4 di tazza di coriandolo fresco, imballato

- 14 once di latte di cocco intero

- 1/4 di cucchiaino di pepe rosso, schiacciato

Indicazioni:

1. Versare l'olio di cocco in una grande pentola da minestra, poi metterlo a fuoco medio.

2. Quando l'olio comincia a sfrigolare, aggiungere il pollo e lo zenzero. Lasciare soffriggere per 5-10 minuti.

3. Versare l'aglio e cuocere per altri 2 minuti.

4. Aggiungere 1/2 tazza della parte bianca delle cipolle verdi e cuocere per 1 minuto.

5. Aggiungere il brodo, le carote, la cannella e la curcuma alla miscela nella pentola e aumentare il calore.

6. Una volta che il brodo inizia a bollire, abbassate il fuoco, coprite il coperchio e lasciate cuocere per altri 20 minuti. Mescolare periodicamente.

7. Aggiungere il resto delle cipolle verdi (la parte verde), il coriandolo, il latte di cocco e aumentare il calore ancora una volta. Cuocere fino all'ebollizione.

8. Dopo l'ebollizione, lasciare sobbollire per 10 minuti.

9. Servire a piacere.

Nutrizione:

- Calorie: 480 kcal

- Carboidrati: 20g

- Grasso: 31g

- Proteine: 36g

18. Zuppa di piselli spaccati

Tempo di preparazione: 8 ore e 30 minuti

Tempo di cottura: 2 minuti

Porzioni: 6

Ingredienti:

- 2 litri di acqua fredda

- 2-1/4 tazze di piselli spezzati, secchi

- 1-1/2 libbre di osso di prosciutto

- 2 cipolle medie, tagliate sottili

- 1 patata media, tagliata a dadini

- 3 carote medie, tritate

- 3 gambi di sedano, tritati

- 1/4 di cucchiaino di pepe nero macinato

- 1/3 di cucchiaino di maggiorana, secca

Indicazioni:

1. Mettere a bagno i piselli in acqua fredda per una notte. Poi scolare.

2. Far bollire i piselli ammollati con maggiorana, osso di prosciutto, cipolla, sale e pepe. Lasciare bollire, poi cuocere a fuoco lento per 1-1/2 ore. Mescolare periodicamente.

3. Togliere l'osso di prosciutto, affettare la carne, tritare e rimettere la carne nel brodo.

4. Aggiungere le patate, le carote e il sedano. Togliere il coperchio della pentola e continuare la cottura per circa 30-40 minuti.

5. Servire.

Nutrizione:

- Calorie: 310 kcal

- Carboidrati:57.9g

- Grasso: 1g

- Proteine: 19.7g

19. Chili di fagioli neri

Tempo di preparazione: 20 minuti

Tempo di cottura: 1 ora e 15 minuti

Porzioni: 6

Ingredienti:

- 45 once di fagioli neri non scolati

- 14-1/2 once di pomodori schiacciati

- 1 cucchiaio di olio extravergine d'oliva

- 1 cipolla grande, affettata

- 2 spicchi d'aglio, tritati

- 1 libbra di tacchino macinato

- 1-1/2 cucchiai di polvere di peperoncino

- 1 cucchiaio di origano secco

- 1 cucchiaio di foglie di basilico secche

- 1 cucchiaio di aceto di vino rosso

Indicazioni:

1. Versare l'olio d'oliva in una pentola antiaderente di grandi dimensioni e metterla a fuoco medio. Quando l'olio comincia a sfrigolare, aggiungere le cipolle e l'aglio, poi mescolare fino a quando le cipolle diventano traslucide.

2. Aggiungere il tacchino e friggere fino a quando la carne diventa marrone.

3. Aggiungere i fagioli, il basilico, i pomodori, l'origano, il peperoncino in polvere e l'aceto. Abbassate il fuoco, coprite e lasciate cuocere a fuoco lento per 60 minuti.

4. Servire.

Nutrizione:

- Calorie: 366 kcal

- Carboidrati: 29.6g

- Grasso: 9.2g

- Proteina: 29.6g

20. Pasta Fagioli

Tempo di preparazione: 10 minuti

Tempo di cottura: 1 ora e 30 minuti

Porzioni: 6

Ingredienti:

- 3 cucchiai di olio extravergine d'oliva

- 1 cipolla grande, affettata

- 2 spicchi d'aglio, tritati

- 15 once di fagioli cannellini

- 29 once di salsa di pomodoro

- 5-1/2 tazze di acqua

- 1 cucchiaio di prezzemolo secco

- 1 cucchiaino di sale

- 1-1/2 cucchiaino di origano secco

- 1-1/2 cucchiaino di foglie di basilico secche

- 15 once di fagioli blu

- 1 libbra di pasta senza glutine

- 1/3 di parmigiano, grattugiato

Indicazioni:

1. Versare l'olio d'oliva in una pentola antiaderente di grandi dimensioni e metterla a fuoco medio. Quando l'olio

comincia a sfrigolare, aggiungere le cipolle e l'aglio, poi mescolare fino a quando le cipolle diventano traslucide.

2. Ridurre il calore e mescolare la salsa di pomodoro, il prezzemolo, il basilico, i fagioli cannellini, il parmigiano, i fagioli blu, l'origano, il sale e l'acqua. Lasciare sobbollire per un'ora.

3. Lessare la pasta in acqua per 10 minuti; aggiungere un pizzico di sale, scolare, poi mescolare nella zuppa.

4. Servire.

Nutrizione:

- Calorie: 403 kcal

- Carboidrati: 68g

- Grasso: 7.6g

- Proteine: 16.3g

Capitolo 7. Antipasti

21. Bocconcini di pollo all'ananas e fragola

Tempo di preparazione: 20 minuti

Tempo di cottura: 20 minuti

Porzioni: 12

Ingredienti:

- 2 cucchiai di olio extravergine d'oliva

- 2 libbre di pollo sminuzzato

- 12 once di preServiti alla fragola

- 8 once di ananas a dadini

- 8 once di salsa di peperoncino

- 1/2 cucchiaino di sale

- 1/2 pepe nero macinato

- stuzzicadenti

Indicazioni:

1. Versare l'olio d'oliva in una padella e metterla a fuoco medio. Aggiungere il pollo sminuzzato e friggere per 5 minuti fino a quando tutti i lati sono diventati marroni.

2. Abbassare la fiamma e aggiungere le preServe di fragole e la salsa di peperoncino. Cuocere per 10 minuti e mescolare continuamente.

3. Aggiungere l'ananas tagliato a dadini e condire con pepe nero e sale. Lasciare cuocere per 2 minuti.

4. Disporre nei piatti e servire con stuzzicadenti.

Nutrizione:

- Calorie: 187 kcal

- Carboidrati: 23.1g

- Grasso: 3.8g

- Proteine: 15.3g

22. Uova alla diavola

Tempo di preparazione: 10 minuti

Tempo di cottura: 0 minuti

Porzioni: 6 (12 mezze uova alla diavola)

Ingredienti:

- 6 uova sode, dimezzate

- 1 cucchiaio di aceto di vino di riso

- 1/4 di tazza di maionese

- 1/2 cucchiaino di aneto fresco, tritato

- 1 cucchiaio di senape di Digione

- 1/4 di cucchiaino di aglio in polvere

- 1/8 di cucchiaino di sale

- 12 rametti di aneto fresco

Indicazioni:

1. Rimuovere con cura i tuorli e mettere da parte gli albumi.

2. Schiacciare i tuorli in una piccola ciotola e mescolarli con la maionese, l'aneto tritato, l'aceto, la senape, l'aglio e il sale.

3. Versare il composto di tuorli negli albumi.

4. Guarnire ogni uovo alla diavola con un rametto di aneto.

5. Servire o conservare in frigorifero fino al momento di mangiare

Nutrizione:

- Calorie: 139 kcal

- Carboidrati: 1g

- Grasso: 12.3g

- Proteina: 6.4g

23. Bruschetta alla fragola

Tempo di preparazione: 10 minuti

Tempo di cottura: 5 minuti

Porzioni: 12

Ingredienti:

- 24 fette di pane senza glutine

- 2 tazze di fragole fresche, tritate

- 1 cucchiaio di formaggio cremoso, ammorbidito

Indicazioni:

1. Preriscaldare la griglia del forno a 320 °F.

2. Spalmare la crema di formaggio su ogni fetta di pane e disporla su una grande teglia

3. Disporre il pane sotto la griglia finché il pane non è leggermente tostato. Questo richiederà circa 1-2 minuti.

4. Tirate fuori il pane da sotto la griglia e disponete le fragole sul pane tostato.

5. Rimettere il pane in forno per circa 5 minuti, poi servire.

Nutrizione:

- Calorie: 120 kcal

- Carboidrati: 23g

- Grasso: 1.6g

- Proteina: 3.7g

24. Ali di pollo piccanti

Tempo di preparazione: 15 minuti

Tempo di cottura: 30 minuti

Porzioni: 12

Ingredienti:

- 12 pezzi di ali di pollo

- 1-1/2 salsa piccante

- 1 tazza di miele

- 3/4 di tazza di formaggio cremoso

- 1/3 di aglio di sale

- 1/3 di cucchiaino di pepe nero macinato

- 1 cucchiaino di polvere di cayenna

Indicazioni:

1. Preriscaldare la griglia esterna.

2. Oliare leggermente la griglia della griglia, quindi disporre il pollo sulla griglia. Girando periodicamente il pollo, grigliare per 8-12 minuti.

3. Mescolare la crema di formaggio, la salsa piccante, il pepe di Caienna, il sale all'aglio, il miele e il pepe nero in una casseruola, poi metterla su fuoco medio. Far sobbollire per 10 minuti, poi spalmare la salsa sulle ali di pollo grigliate.

Nutrizione:

- Calorie: 356 kcal

- Carboidrati: 23.9g

- Grasso: 22.7g

- Proteina: 15.6g

25. Scampo di gambero

Tempo di preparazione: 15 minuti

Tempo di cottura: 6 minuti

Porzioni: 4

Ingredienti:

- 2 libbre di gamberi grandi, decorticati e sgusciati

- 6 cucchiai di formaggio cremoso non salato, sciolto

- 1/4 di tazza di olio extravergine d'oliva

- 1 cucchiaio di aglio tritato

- 1 cucchiaio di scalogno tritato

- 2 cucchiai di erba cipollina fresca, tritata

- Sale, a piacere

- 1/2 cucchiaino di pepe macinato

- 1/2 cucchiaino di paprika

Indicazioni:

1. Preriscaldare la griglia ad alta temperatura

2. Mescolare il formaggio cremoso, l'aglio, l'olio d'oliva, l'erba cipollina, lo scalogno, il pepe, il sale e la paprika in una grande ciotola.

3. Aggiungere i gamberi al composto e saltarli per ricoprirli.

4. Oliate leggermente la griglia della griglia.

5. Grigliate i gamberi, assicurandovi che entrambi i lati siano pronti prima di toglierli.

6. Servire.

Nutrizione:

- Calorie: 302 kcal

- Carboidrati: 0.9g

- Grasso: 21.8g

- Proteine: 25g

Capitolo 8. Ricette di carne

26. Manzo alla griglia a cottura lenta

Tempo di preparazione: 5 minuti

Tempo di cottura: 8 ore

Porzioni: 8

Ingredienti:

- 1-1/2 libbre di carne macinata extra-lean (93% magra)

- 2 cucchiai di olio extravergine d'oliva

- 2 cucchiai di senape preparata

- 1 tazza di ketchup a basso contenuto di sodio

- 1 piccolo peperone verde, tritato

- 3 cucchiai di aceto

- 1/2 cucchiaino di aglio macinato

- 1 cucchiaio di salsa Worcestershire

- 1 cipolla media, tritata

- 1 cucchiaino di peperoncino in polvere

Indicazioni:

1. Versare l'olio d'oliva in una padella media e metterla a fuoco medio. Una volta che l'olio inizia a sfrigolare, aggiungere le cipolle e il manzo, quindi rosolare il manzo.

2. Versare il resto degli ingredienti in un fornello lento. Mescolare.

3. Aggiungere il manzo e le cipolle. Mescolare. Cuocere a fuoco alto per 3-4 ore o basso per 6-8 ore.

4. Servire come hamburger o panini.

Nutrizione:

- Calorie: 249 kcal

- Carboidrati: 12g Grasso: 6g

- Proteine: 17g

27. Costolette di agnello alla griglia

Tempo di preparazione: 120 minuti

Tempo di cottura: 10 minuti

Porzioni: 4

Ingredienti:

- 2-1/2 libbre di agnello tritato

- 1 cucchiaio di succo di limone

- 1 limone piccolo

- 2 cucchiai di prezzemolo

- 1 cucchiaio di senape di Digione

- 2-1/2 cucchiai di sale

- 1 cucchiaino di foglie di timo

- 2 cucchiai di origano

- 2 cucchiai di olio di canola

- 3 spicchi d'aglio

- 2 cucchiai di pepe nero

- 3 cucchiai di olio extravergine d'oliva

Indicazioni:

1. Preriscaldare la griglia a 400 °F.

2. Mescolare la senape, il timo, il prezzemolo, il sale, 1 cucchiaio di origano, il pepe, l'aglio, l'olio d'oliva, il succo di limone in una ciotola media e mescolare bene. Mettere da parte un terzo della miscela di limone.

3. Mettere l'agnello in una grande teglia, poi versarvi due terzi della miscela di limone. Assicurarsi che l'agnello sia ben rivestito. Lasciare marinare in frigorifero per circa 2 ore.

4. Rivestire la griglia della griglia con olio di canola. Togliere l'agnello dal liquido e grigliare entrambi i lati allo stesso modo per circa 10 minuti.

5. Versare il resto della miscela di limone sull'agnello e lasciare per 5 minuti, poi togliere.

6. Rivestire le braciole con l'origano rimasto. Servire con spicchi di limone.

Nutrizione:

- Calorie: 214kcal

- Carboidrati: 1g

- Grasso: 12g; Proteine: 23g

28. Polpette di carne a basso contenuto di grassi

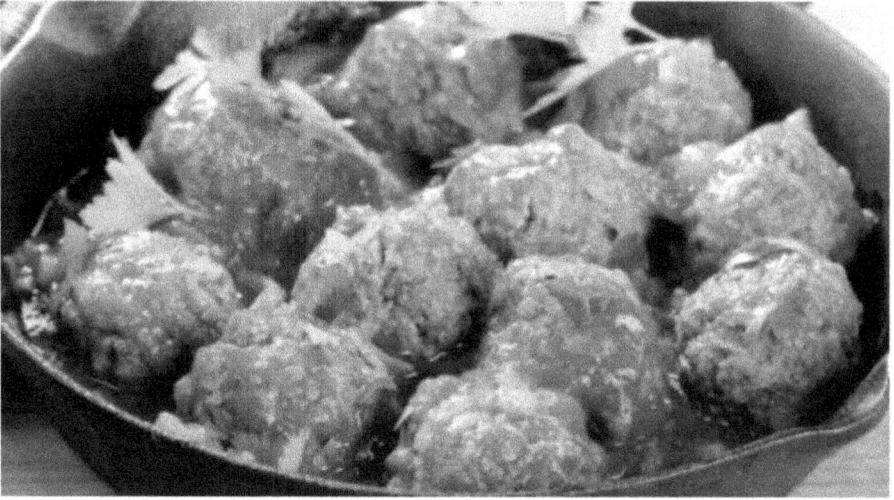

Tempo di preparazione: 5 minuti

Tempo di cottura: 1 ora

Porzioni: 6

Ingredienti:

- 1-1/2 libbre di carne macinata extra-lean (93% magra)

- 6 once di concentrato di pomodoro senza sale aggiunto

- 3 uova medie

- 1/2 cucchiaino di aglio in polvere

- 1/2 cucchiai di origano secco

- 1 cucchiaio di prezzemolo secco

- 4 fette di pane, sbriciolate

- 2 cipolle medie, tritate

- 1/2 tazza di parmigiano, grattugiato

- 1/2 tazza di aceto di vino rosso

- 1/4 di tazza di acqua

Indicazioni:

1. Preriscaldare il forno a 375 °F.

2. Mescolare il manzo, il formaggio, le uova, l'aglio, l'origano e il prezzemolo. Frullare bene. Aggiungere le briciole di pane e formare 1 polpette. Disporre le polpette in una teglia e cuocere per 30-40 minuti. Girare solo una volta durante la cottura.

3. Soffriggere le cipolle in una grande padella, poi aggiungere il concentrato di pomodoro, l'aceto e l'acqua. Cuocere per 5 minuti, poi togliere dal fuoco.

4. Servire le polpette con la salsa di pomodoro. Guarnire con prezzemolo fresco (opzionale).

Nutrizione:

- Calorie: 457 kcal

- Carboidrati: 28g

- Grasso: 12g

- Proteine: 32g

29. Peperoni di banana ripieni

Tempo di preparazione: 10 minuti

Tempo di cottura: 30 minuti

Porzioni: 6

Ingredienti:

- 1/4 di tazza di farina per tutti gli usi

- 1 libbra di manzo macinato extra magro (93% magro)

- 12 peperoni banana, caldi o dolci

- 1 cipolla piccola, tagliata sottile

- 1 uovo medio

- 1/2 tazza di formaggio svizzero, grattugiato

- 1/4 di cucchiaino di pepe nero

- 1/4 di cucchiaino di olio vegetale.

Indicazioni:

5. Preriscaldare il forno a 350 °F.

6. Preparare i peperoni lavando e tagliando la parte superiore e inferiore.

7. In una padella media, fate rosolare il manzo e le cipolle. Questo richiederà circa cinque minuti. Quando è pronto, mescolate il formaggio.

8. Farcire la miscela di manzo e formaggio nei peperoni. Mettere da parte.

9. Versare la farina su un tagliere.

10. Mescolare l'uovo e il pepe nero in una ciotola separata. Immergere i peperoni nell'uovo e poi passarli nella farina per ricoprirli. Immergere nell'uovo una seconda volta e poi passarli nuovamente nella farina.

11. Rivestire una teglia con olio e disporvi i peperoni. Infornare per 20 minuti, poi togliere quando il formaggio è sciolto e il rivestimento di farina diventa marrone.

Nutrizione:

- Calorie: 372 kcal

- Carboidrati: 19g

- Grasso: 9g

- Proteine: 30g

30. Arrosto con verdure di radice

Tempo di preparazione: 5 minuti

Tempo di cottura: 2 ore

Porzioni: 8

Ingredienti:

- 2 libbre di arrosto di manzo

- 4 rape, sbucciate e tagliate in quarti

- 1 cipolla media, tagliata in quarti

- 4 patate, tagliate in quarti

- 6 carote, tritate

- 2 tazze di pomodori in scatola senza sale aggiunto

- 2 tazze di brodo di manzo a basso contenuto di sodio

- 1 pastinaca, affettata

Indicazioni:

1. Preriscaldare il forno a 350 °F.

2. Mescolare tutti gli ingredienti in una grande teglia. Mettere la teglia nel forno e cuocere per 2 ore. Controllare se la carne è tenera. Se non lo è, cuocere per altri 15 minuti.

3. Servire.

Nutrizione:

- Calorie: 527 kcal

- Carboidrati: 41g

- Grasso: 22g

- Proteine: 40g

Capitolo 9. Ricette con pollo e pollame

31. Insalata di pollo con mais e salsa

Tempo di preparazione: 5 minuti

Tempo di cottura: 10 minuti

Porzioni: 4

Ingredienti:

- 4 metà di petto di pollo
- 1/2 tazza di salsa verde
- 2 cucchiai di aceto balsamico
- 8 tortilla chips senza grassi, schiacciate
- 1 cucchiaio di senape marrone
- 1 cucchiaio di condimento Cajun in polvere
- 1 pomodoro, affettato
- 2 cucchiai di coriandolo fresco, tritato
- 2 tazze di chicchi di mais fresco
- 1 piccolo avocado, sbucciato, snocciolato e tritato
- 4 scalogni, tritati
- Spray antiaderente

Indicazioni:

1. Condire il pollo con polvere di condimento Cajun.

2. Mettete una grande padella a fuoco medio e rivestitela con uno spray antiaderente.

3. Mettere il pollo nella padella e cuocere fino a quando entrambi i lati diventano marroni. Questo richiederà circa 5 minuti per ogni lato.

4. Tagliare ogni pollo in 4 fette, mantenendo le fette unite a un'estremità.

5. Preparare il condimento mescolando la salsa verde, 1 cucchiaio di coriandolo, l'aceto e la senape in una ciotola.

6. Preparare l'insalata mescolando gli scalogni, gli avocado, i pomodori, il mais e 1 cucchiaio di cilantro avanzato in una grande ciotola. Versarvi sopra il condimento e mescolare.

7. Servire l'insalata in 4 piatti con un pollo su ogni piatto.

Nutrizione:

- Calorie: 269 kcal

- Carboidrati: 24g

- Grasso: 8g

- Proteine: 29g

32. Insalata di pollo, penne e asparagi

Tempo di preparazione: 5 minuti

Tempo di cottura: 30 minuti

Porzioni: 4

Ingredienti:

- 1/2 libbra di petti di pollo, tagliati a strisce

- 2 cucchiai di condimento per pollame e carne

- 1 libbra di pasta senza glutine

- 1 libbra di asparagi, tritati

- 2 pomodori medi, affettati

- 1 tazza di basilico fresco, tritato

- 1/4 di tazza di formaggio Pecorino Romano, grattugiato

- 2 spicchi d'aglio, tritati

- 1 cucchiaio di olio extravergine d'oliva

- 1/4 di cucchiaino di sale

- Spray antiaderente

Indicazioni:

1. Strofinare il pollo con il condimento.

2. Mettere una grande padella su fuoco medio e rivestire con spray antiaderente

3. Mettere il pollo nella padella e cuocere fino a quando entrambi i lati diventano marroni. Questo richiederà circa 5 minuti per ogni lato.

4. Lessare la pasta su un altro fornello. Aggiungere il sale se si desidera. Una volta pronta, scolare la pasta in uno scolapasta

e conservare l'acqua di cottura. Sciacquare la pasta scolata in acqua fredda e trasferirla in una ciotola

5. Nell'acqua di cottura della pasta, aggiungere gli asparagi e cuocere fino a quando sono teneri (circa 3 minuti). Una volta fatto, sciacquare in acqua fredda e mescolare con la pasta.

6. Nella ciotola contenente la pasta e gli asparagi, aggiungere i pomodori, l'aglio, il formaggio, l'olio, il sale, il basilico e il pollo. Mescolate fino a quando non sono ben combinati.

7. Servire.

Nutrizione:

- Calorie: 273 kcal

- Carboidrati: 29g

- Grasso: 8g

- Proteine: 21g

33. Insalata di pollo Adobo

Tempo di preparazione: 5 minuti

Tempo di cottura: 10 minuti

Porzioni: 6

Ingredienti:

- 1 cucchiaio di scorza d'arancia, grattugiata

- 2 cucchiai di succo d'arancia, spremuto

- 1 cucchiaio di aceto di vino bianco

- 2 cucchiai di olio extravergine d'oliva

- 1 cucchiaio di miele

- 1 pomodoro grande, affettato

- 1 cucchiaio di senape di Digione

- 1 spicchio d'aglio, tritato

- 1 cucchiaio di condimento adobo

- 1/8 di cucchiaino di sale

- 1 peperone rosso, tritato

- 1 libbra di cosce di pollo, senza pelle, disossate e tagliate a pezzi

- 15-1/2 once di fagioli neri, scolati e sciacquati

- 1 mango maturo, tagliato a dadini

- 1 piccola cipolla rossa, tagliata sottile

- 1/2 tazza di coriandolo fresco, tritato

- 1 peperone jalapeño, con semi e tritato

- Spray antiaderente

Indicazioni:

1. Strofinare il pollo con il condimento adobo.

2. Mettete una grande padella a fuoco medio e rivestitela con uno spray antiaderente.

3. Mettere il pollo nella padella e cuocere fino a quando entrambi i lati diventano marroni. Questo richiederà circa 5 minuti per ogni lato. Togliere dalla padella e tenere in una ciotola.

4. Preparare il condimento mescolando il succo d'arancia, la scorza d'arancia, l'olio extravergine d'oliva, l'aceto, il miele, l'aglio, la senape e il sale in una piccola ciotola fino a quando non si combinano bene.

5. Nella ciotola con il pollo, aggiungere il mango, i fagioli, il peperone, i pomodori, il cilantro, le cipolle e il jalapeño. Versare il condimento sull'insalata e mescolare fino a che sia ben combinato.

6. Servire.

Nutrizione:

- Calorie: 248kcal

- Carboidrati: 23g

- Grasso: 8g

- Proteine: 21g

34. Galline della Cornovaglia in pastella con pepe schiacciato e aglio

Tempo di preparazione: 5 minuti

Tempo di cottura: 30 minuti

Porzioni: 4

Ingredienti:

- 1 cucchiaio di prezzemolo fresco a foglia piatta, tritato

- 2 cucchiai di olio extravergine di oliva spray antiaderente

- 1 grande spicchio d'aglio, tritato

- 1/2 cucchiaino di sale

- 1/2 cucchiaino di fiocchi di pepe rosso

- 3 libbre di gallina della Cornovaglia

Indicazioni:

1. Preriscaldare la griglia esterna.

2. Oliare leggermente la griglia della griglia con uno spray antiaderente all'olio d'oliva.

3. Mescolare tutti gli ingredienti (tranne la gallina della Cornovaglia) in una piccola ciotola.

4. Preparare la gallina sezionandola con delle cesoie da cucina. Tagliare lungo entrambi i lati della gallina, togliere le spine dorsali e scartarle. Poi strofinare la miscela di prezzemolo su tutto il pollo e anche sotto la pelle.

5. Mettere la gallina sulla griglia e grigliare per circa 30 minuti fino a quando entrambi i lati sono croccanti e dorati. Togliere la gallina e metterla su un tagliere.

6. Tagliare il pollo grigliato in pezzi grandi. Servire.

Nutrizione:

- Calorie: 224kcal

- Carboidrati: 1g

- Grasso: 8g

- Proteine: 35g

35. Lasagna di pollo facile

Tempo di preparazione: 5 minuti

Tempo di cottura: 1 ora e 15 minuti

Porzioni: 9

Ingredienti:

- 1 libbra di petto di pollo, tagliuzzato

- 1/2 libbra di funghi bianchi, tagliati sottili

- 26 once di salsa marinara senza grassi

- 2 albumi grandi, leggermente montati a neve

- 16 once di mozzarella parzialmente scremata, tagliuzzata

- 1/4 di tazza di formaggio Parmigiano-Reggiano, grattugiato

- 1/2 cucchiaino di noce moscata fresca, grattugiata

- 8 once di salsa di pomodoro senza sale aggiunto

- 15 once di ricotta senza grassi

- 3 grammi di tagliatelle per lasagne senza cottura

- Spray antiaderente

Indicazioni:

1. Preriscaldare il forno a 375 °F.

2. Spruzzare lo spray antiaderente su una grande casseruola e metterla a fuoco medio. Aggiungere il pollo e cuocere fino a quando tutti i lati sono leggermente dorati. Questo può richiedere 3-4 minuti.

3. Aggiungere i funghi. Cuocere fino a quando il liquido esce o per 5 minuti.

4. Versare la salsa marina, mescolare, abbassare il fuoco e lasciare sobbollire. Mettere la pentola da parte.

5. Mescolare la mozzarella e la ricotta, la noce moscata e gli albumi in una piccola ciotola. Mettere da parte.

6. Distribuire uniformemente il composto di salsa di pomodoro sul fondo di una teglia. Disporre 5 tagliatelle di lasagna sopra la salsa nel primo strato. Aggiungere 1/3 del composto di pollo.

7. Ripetere il passo 6 fino ad esaurire gli ingredienti. (Gli ingredienti elencati sopra faranno solo 3 strati).

8. Cospargere di Parmigiano-Reggiano la parte superiore della lasagna, coprire e cuocere per 45 minuti.

9. Scoprire, quindi cuocere fino a quando la parte superiore diventa leggermente marrone. Questo può richiedere circa 10 minuti.

10. Lasciare raffreddare per 5 minuti prima di servire.

Nutrizione:

- Calorie: 340kcal

- Carboidrati: 36g

- Grasso: 7g

- Proteine: 33g

Capitolo 10. Insalate e frullati

36. Insalata mediterranea greca di cetrioli

Tempo di preparazione: 15 minuti

Tempo di cottura: 0 minuti

Porzioni: 4

Ingredienti:

- 2 cetrioli di media grandezza, tagliati a dadini

- 1 tazza di pomodori d'uva

- 1/4 di tazza di cipolla rossa affettata

- 1/2 cucchiaino di sale marino

- 1/4 di cucchiaino di pepe nero

- 1 cucchiaio di basilico fresco, tritato

- 1 cucchiaio di prezzemolo fresco, tritato

- 1 cucchiaino di origano fresco, tritato

- 1 cucchiaino di aglio tritato

- 1 cucchiaio di aceto di vino rosso

- 2 cucchiai di olio extravergine d'oliva

- 1/8 di cucchiaino di pepe rosso, schiacciato

- 1/2 tazza di formaggio feta sbriciolato

Indicazioni:

1. Versare il cetriolo, le cipolle rosse e i pomodori in una ciotola di medie dimensioni e aggiungere sale e pepe. Mescolare tutti gli ingredienti e riposare per 10 minuti per garantire la massima fusione dei succhi del cetriolo e dei pomodori.

2. Dopo aver riposato, aggiungere il basilico, l'origano, il prezzemolo, l'aglio, l'aceto, il pepe rosso e l'olio d'oliva. Mescolate fino a quando non sono ben combinati.

3. Lasciare marinare per 5 minuti, poi mescolare. Servire come desiderato.

Nutrizione:

- Calorie: 80kcal

- Carboidrati: 13g

- Grasso: 0g

- Proteine: 4g

37. Insalata di carote e mele

Tempo di preparazione: 5 minuti

Tempo di cottura: 0 minuti

Porzioni: 6

Ingredienti:

- 10 once di carote tagliuzzate

- 4 tazze di mele verdi, tagliate a fiammiferi

- 1/4 di tazza di maionese

- 1 tazza di uvetta

- 3 cucchiai di yogurt greco non grasso

- 3 cucchiai di aceto di riso

- 1/2 cucchiaino di semi di sedano

- 1/2 cucchiaino di sale

- 3 cucchiai di miele

Indicazioni:

1. In una ciotola media, mescolare lo yogurt, la maionese, l'aceto, il miele, il sedano e il sale.

2. Aggiungere le carote, l'uvetta e le mele.

3. Servire con il condimento o mettere in frigo fino al momento di servire

Nutrizione:

- Calorie: 236 kcal

- Carboidrati: 43g

- Grasso: 5g

- Proteine: 10g

Capitolo 11. Bevande

38. Frullato di semi di canapa di Green Dream

Tempo di preparazione: 5 minuti

Tempo di cottura: 0 minuti

Porzioni: 4

Ingredienti:

- 2 tazze di ananas congelato

- 2 tazze di mango congelato

- 2 tazze di spinaci, imballati

- 2 tazze di latte di semi di canapa, fatto in casa

- 1/4 di cucchiaino di estratto di cocco

- 3 cucchiai di semi di canapa, mondati

Indicazioni:

1. Mettere il mango congelato, gli spinaci, l'ananas, l'estratto di cocco, i semi di canapa e il latte in un frullatore ad alta velocità.

2. Frullare fino a quando è completamente liscio.

3. Servire a piacere.

Nutrizione:

- Calorie: 260 kcal

- Carboidrati: 28g

- Grasso: 12g

- Proteine: 11g

39. Yogurt senza latte di cocco (fatto in casa)

Tempo di preparazione: 10 minuti

Tempo di cottura: 24-48 ore

Porzioni: 4

Ingredienti:

- 14 once di latte di cocco intero

- 1/8 di cucchiaino di sale marino

- 1/2 cucchiaino di sciroppo d'acero, puro

- 2 capsule di probiotico

- 2 misurini di peptidi di collagene non aromatizzati

Indicazioni:

1. Sterilizzare il barattolo di vetro che conterrà lo yogurt immergendolo in acqua bollente.

2. Aggiungere il latte di cocco al barattolo di vetro sterile e mescolare.

3. Cospargere il contenuto delle capsule probiotiche nel latte di cocco e mescolare energicamente.

4. Chiudere il coperchio del barattolo e lasciare la miscela a fermentare per 24-48 ore. Agitare di tanto in tanto per favorire il processo di fermentazione.

5. Dopo 24-48 ore, mettere in frigo il composto. Questo viene fatto per addensare la miscela.

6. Mescolare i peptidi di collagene, lo sciroppo d'acero e il sale marino quando si è pronti a servire.

7. La miscela deve essere conservata in frigorifero e consumata entro 7 giorni.

Nutrizione:

- Calorie: 244 kcal

- Carboidrati: 18.2g

- Grasso: 23g

- Proteine: 14g

40. Shamrock Shake

Tempo di preparazione: 10 minuti

Tempo di cottura: 10 minuti

Porzioni: 2

Ingredienti:

- 1 tazza di spinaci confezionati

- 2 banane congelate

- 1/2 avocado, scavato e snocciolato

- 1/4 di tazza di foglie di menta, fresca

- 1 cucchiaino di estratto di vaniglia, puro

- 1 tazza di latte di semi di canapa fatto in casa.

- Panna montata a base vegetale, opzionale e a piacere

- Scaglie di cioccolato vegano, opzionale e a piacere

Indicazioni:

1. Frullare le banane, l'avocado, gli spinaci, le foglie di menta, il latte di semi di canapa e l'estratto di vaniglia insieme fino a quando sono lisci e cremosi. Questo può richiedere circa 60-90 secondi.

2. La bevanda è pronta per essere servita. Si può coprire con panna montata e scaglie di cioccolato a piacere

Nutrizione:

- Calorie: 200 kcal

- Carboidrati: 33g

- Grasso: 10g

- Proteine: 3g

Capitolo 12. Le migliori ricette di superalimenti per il cervello

41. Yogurt ghiacciato ai frutti di bosco

Tempo di preparazione: 10 minuti

Tempo di cottura: 10 minuti

Porzioni: 2

Ingredienti:

- 2 tazze di bacche miste congelate, divise

- 1 tazza di yogurt congelato magro alla vaniglia, diviso

- 1/4 di tazza di latte senza grassi

- 1 cucchiaio di menta fresca tritata

- 1 cucchiaio di sciroppo d'agave

Indicazioni:

1. Mescolare 1 tazza di frutti di bosco con 3/4 di tazza di yogurt e aggiungere il latte, la menta e lo sciroppo di agave nel robot da cucina.

2. Pulse fino a che non diventa liscio.

3. Trasferire in un contenitore sicuro per il congelatore.

4. Aggiungere la rimanente tazza di bacche e il restante 1/4 di tazza di yogurt al processore; ancora una volta, pulsare fino a che non sia liscio.

5. Sgocciolare e far roteare la miscela di bacche nella miscela di yogurt.

6. Servire immediatamente o congelare fino a quando non si rassoda.

Nutrizione:

- Calorie: 150kcal

- Grasso: 2,5g

- Grasso sat. 1.3g

- Proteine: 6g

- Carboidrati: 29g

- Zucchero: 13 g

- Fibra: 2g

- Colesterolo: 33mg

- Sodio: 34mg

- Calcio: 155mg

42. Salmone al forno

Tempo di preparazione: 15 minuti

Tempo di cottura: 20 minuti

Porzioni: 4

Ingredienti:

- 2 libbre di salmone, io ho usato il salmone dell'Atlantico

- 2 cucchiai di olio d'oliva

- 3 spicchi d'aglio, tritati

- ¼ di tazza di zucchero di canna

- ¼ di tazza di salsa di soia

- ½ cucchiaino di pepe

- succo di un limone

- 1 cucchiaino di sale

- Limoni affettati e prezzemolo tritato per guarnire

Indicazioni:

1. Preriscaldare il forno a 350 °F.

2. Usare una teglia da forno e foderarla con un foglio di alluminio. Mettere il salmone sopra e cospargere di sale e pepe per condire.

3. Piegare il foglio di alluminio intorno al pesce salmone.

4. In una ciotola di dimensioni adeguate, mescolare insieme l'olio d'oliva, la salsa di soia, l'aglio, lo zucchero di canna, il succo di limone, il sale e il pepe.

5. Versare la glassa liquida di condimento preparata sul salmone e sigillare il foglio di alluminio.

6. Cuocere il salmone per 20-25 minuti.

7. Immergere il salmone nella salsa rimanente.

8. Guarnire con fette di limone e prezzemolo tritato, se si desidera.

Nutrizione:

- Calorie 280 Kcal

- Grasso 3.1

- Carboidrati 13g

- Zucchero 6g

- Fibra 3g

- Proteine 12g

- Colesterolo 0 Mg

- Sodio 119 Mg

- Calcio 4,2

43. Nidi di uova di avocado

Tempo di preparazione: 10 minuti

Tempo di cottura: 10 minuti

Porzioni: 4

Ingredienti:

- 3 zucchine, tagliate a spirale

- 2 cucchiai di olio extravergine d'oliva

- 4 uova grandi

- Sale Kosher e pepe nero appena macinato

- 2 avocado, dimezzati e tagliati a fette sottili

- Fiocchi di pepe rosso, per guarnire

- Basilico fresco per guarnire.

Indicazioni:

1. Ungere leggermente una teglia adatta e preriscaldare il forno a 350 °F.

2. In una ciotola adatta, unire le tagliatelle di zucchine con l'olio d'oliva e condire con sale e pepe a piacere.

3. Dividere le tagliatelle in 4 porzioni uguali.

4. Spostare sulla teglia da forno e modellare ogni fagotto in un nido.

5. Rompere un uovo al centro di ogni nido di avocado.

6. Cuocere per 9-11 minuti.

7. Condire con sale e pepe a piacere.

8. Si può guarnire con qualsiasi scelta, come fiocchi di pepe rosso e basilico.

9. Servire con le fette di avocado al forno.

Nutrizione:

- Calorie: 633kcal

- Grasso totale: 53g

- Saturo: 3 g

- Carboidrati: 27g

- Proteine: 20g

- Zuccheri: 9g

- Fibra: 10 g

- Sodio: 113 ̧Mg Calcio: 8%

44. Super frullato di tè verde

Tempo di preparazione: 20 minuti

Tempo di cottura: 10 minuti

Porzioni: 4

Ingredienti:

- 1 tazza di tè verde in infusione raffreddato

- 1 tazza di foglie di spinaci freschi

- 1 kiwi, sbucciato

- 1/4 di avocado

- 1 banana, rotta in pezzi e congelata

- 1/2 cucchiaino di zenzero fresco grattugiato

Indicazioni:

1. Aggiungere il tè, gli spinaci, il kiwi, la banana, l'avocado e lo zenzero in un frullatore.

2. Frullare fino ad ottenere un liquido liscio.

Nutrizione:

- Calorie: 120kcal

- Grasso totale: 4,1 g

- Saturo: 0

- Carboidrati: 22 g

- Zucchero: 6 g

- Fibra: 2g

- Proteine: 2g

- Colesterolo: 0 mg

- Sodio: 19 mg

45. Torta al cioccolato fondente

Tempo di preparazione: 20 minuti

Tempo di cottura: 20 minuti

Porzioni: 12

Ingredienti:

- 2 tazze di acqua bollente

- 1 tazza di cacao in polvere non zuccherato

- 2 3/4 tazze di farina per tutti gli usi

- 2 cucchiaini di bicarbonato di sodio

- 1/2 cucchiaino di lievito in polvere

- 1/2 cucchiaino di sale

- 1 tazza di burro, ammorbidito

- 2 1/4 di tazza di zucchero bianco

- 4 uova

- 1 1/2 cucchiaino di estratto di vaniglia

Indicazioni:

1. Fate riscaldare il forno a 350 ° F e preparate 3 tortiere rotonde da 9 pollici ungendole.

2. In una ciotola adatta, versare l'acqua bollente nel cacao e sbattere fino ad ottenere un composto liscio.

3. In un'altra ciotola media, aggiungere la farina, il lievito in polvere, il bicarbonato e il sale e metterlo da parte.

4. In un'altra grande ciotola, aggiungere il burro a crema e lo zucchero sbattendo insieme fino ad ottenere una consistenza leggera e spumosa.

5. Sbattere le uova una alla volta e poi aggiungere la vaniglia.

6. Unire la miscela di farina alternata alla miscela di cacao nella ciotola grande e sbattere per ottenere una pastella uniforme.

7. Distribuire equamente la pastella tra le tre teglie unte.

8. Cuocere nel forno preriscaldato per 25-30 minuti

9. Lasciare raffreddare; si può decorare a piacere.

Nutrizione:

- Calorie 427kcal; Grasso 18,3

- Carboidrati 63,8; Zucchero 43 g

- Fibra 10 g ; Proteina 6.6g ; Colesterolo 103g ; Sodio 465g

Capitolo 13. Le migliori ricette di superalimenti per la salute della tiroide

46. Costolette di soia a cottura lenta con piselli a scatto

Tempo di preparazione: 8 ore

Tempo di cottura: 30 minuti

Porzioni: 5

Ingredienti:

- 1 cipolla media, affettata

- 1/4 di tazza di aceto di riso

- 4 spicchi d'aglio, sbucciati e schiacciati

- 1/4 di tazza di salsa di soia a basso contenuto di sodio

- 2 cucchiai di zucchero di canna chiaro

- 1 cucchiaino di pepe rosso schiacciato

- 2 cucchiai di zenzero fresco tritato

- 3 libbre di costolette

- 2 tazze di riso bianco

- 1/2 libbra di piselli secchi, affettati

Indicazioni:

1. Mescolare la cipolla, l'aglio, l'aceto, lo zenzero, la salsa di soia, lo zucchero, il pepe rosso con ¼ di tazza d'acqua e aggiungere il tutto in una pentola a fuoco lento da un quarto.

2. Inserire il manzo nella miscela e girarlo per permettergli di ricoprire il condimento.

3. Inserire il coperchio e cuocere fino a quando si sente che il manzo è diventato molto tenero. Fate questo a fuoco basso per circa 7-8 ore o a fuoco alto per circa 5-6 ore (questo accorcerà il tempo totale della ricetta). Scremare e scartare la maggior parte del grasso.

4. Prima di servire, cuocere e preparare il riso secondo le istruzioni della confezione.

5. Servite il vostro tenero manzo di soia a cottura lenta sul riso. Potete cospargere i piselli a fette.

Nutrizione:

- Calorie: 621kcal

- Grasso: 23g

- Grasso Sat: 10g

- Colesterolo: 134mg

- Sodio: 416mg

- Proteine: 48g

- Carboidrati: 50g

- Zucchero: 7g

- Fibra: 3g, Calcio: 60mg

47. Riso al cavolfiore con peperoni e cipolle saltati

Tempo di preparazione: 15 minuti

Tempo di cottura: 15 minuti

Porzioni: 4

Ingredienti:

- 1 testa di cavolfiore

- 2 cipolle verdi ed erbe fresche a scelta, tritate finemente

- 1 cucchiaio di olio d'oliva

- Sale kosher e pepe nero a piacere

- 1/2 di peperone tritato finemente

Indicazioni:

1. Preparare la testa del cavolfiore rimuovendo le foglie e separando il duro nucleo interno con un coltello affilato per ottenere cimette tagliate grossolanamente.

2. Aggiungere al robot da cucina e pulsare fino ad ottenere una consistenza simile al riso. Si può cucinare tutto o congelarne un po' per dopo.

3. A fuoco medio, in una padella adatta, scaldare l'olio e soffriggere i peperoni e le cipolle tritati per qualche minuto.

4. Aggiungere il cavolfiore e mescolare bene, poi coprire. Di tanto in tanto, fate uscire l'umidità.

5. Lasciate cuocere fino a 5 minuti o fino a quando sentite che il cavolfiore è tenero e non sa di crudo.

Nutrizione:

- Calorie: 820 kcal

- Grasso: 5g

- Grasso Sat: 1g

- Colesterolo: 1 mg

- Sodio: 200 mg

- Proteine: 12 g

- Carboidrati: 20 g

- Zucchero: 7g

- Fibra: 13 g

- Calcio: 12%

Capitolo 14. Contorni e dessert

48. Ghiaccioli di succo verde

Tempo di preparazione: 6 ore+

Tempo di cottura: 0 minuti

Porzioni: 6-8

Ingredienti:

- 2 mele grandi, verdi

- 2 tazze di spinaci, tritati

- 1 tazza di ananas, tagliata a dadini

- 1 lime, affettato e privato dei semi

- 1 cetriolo verde grande

Indicazioni:

1. Spremere l'ananas, la mela, gli spinaci, il cetriolo e il lime frullando.

2. Una volta liscio, versare il succo in stampi per ghiaccioli o vassoi per cubetti di ghiaccio fino a riempirli per ¾.

3. Congelare per 30 minuti, poi inserire i bastoncini dei ghiaccioli.

4. Congelare durante la notte o per circa 6 ore fino a quando il ghiacciolo è solido.

Nutrizione:

- Calorie: 42 kcal

- Carboidrati: 11g

- Grasso: 0g

- Proteine: 1g

49. Brownies alle noci del Brasile

Tempo di preparazione: 30 minuti

Tempo di cottura: 30 minuti

Porzioni: 9

Ingredienti:

- Spray da cucina antiaderente

- 1/3 di tazza di miele

- 2 uova grandi

- 1 cucchiaino di sale

- 1/2 tazza di ciliegie dolci secche

- 1/3 di tazza di noci del Brasile, tritate

- 1/4 di tazza di olio di cocco

- 2 cucchiai di zucchero granulato

- 1 cucchiaino di estratto di vaniglia

- 1/2 farina da forno senza glutine

- 1/2 tazza 2% di yogurt normale

- 1/3 di tazza di cacao in polvere al cioccolato fondente, non zuccherato

- 1/2 cucchiaino di lievito in polvere

Indicazioni:

1. Preriscaldare il forno a 375 °F, posizionare la griglia al centro del forno e rivestire la teglia con spray antiaderente.

2. In una grande ciotola, mescolare lo zucchero, l'olio e il miele. Sbattere fino a quando non è ben amalgamato. Aggiungere le uova e l'estratto di vaniglia e continuare a battere. Quando è ben combinato, aggiungere lo yogurt e battere fino a quando la pastella diventa liscia.

3. In un'altra grande ciotola, mescolare la farina, il lievito, il cacao in polvere e il sale.

4. Mentre si batte continuamente, aggiungere la miscela di farina alla miscela di uova e continuare a battere fino a quando la pastella è ben combinata.

5. Aggiungere le noci del Brasile e mescolare.

6. Versare la pastella sulla teglia preparata. Disporre le ciliegie sulla pastella, tenendo conto di come le ciliegie saranno posizionate quando il brownie sarà diviso in quadrati.

7. Cuocere fino a quando i brownies sono pronti. Questo può richiedere fino a 20 minuti. Quando è pronto, togliere la teglia dal forno e lasciarla raffreddare per 5 minuti.

8. Tagliare i brownies in pezzi quadrati e servire.

Nutrizione:

- Calorie: 240 kcal

- Carboidrati: 33g

- Grasso: 25g

- Proteina: 4g

50. Sushi alla banana

Tempo di preparazione: 10 minuti

Tempo di cottura: 0 minuti

Porzioni: 2

Ingredienti:

- 1 banana grande

- 1 cucchiaio di formaggio cremoso ai semi di canapa

- 1 cucchiaio di semi di canapa

- 1/2 tazza di granola

- 1 cucchiaio di gocce di cioccolato

Indicazioni:

1. Prendi un sacchetto di plastica, aggiungi la granola, le gocce di cioccolato, i semi di canapa, poi spingi fuori tutta l'aria e chiudi bene.

2. Con un mattarello, schiacciare tutti i cereali all'interno del sacchetto di plastica in pezzi.

3. Sbucciare la banana e ricoprirla completamente con la crema di semi di canapa.

4. Aprire il sacchetto di plastica e versare il contenuto su un tagliere.

5. Far rotolare la banana rivestita sui cereali del tagliere e premere delicatamente per far aderire i cereali senza schiacciare la banana.

6. Dividere la banana in due pezzi uguali e servire.

Nutrizione:

- Calorie: 67,5 kcal

- Carboidrati: 10.2g

- Grasso: 2.3g

- Proteina: 1.9g

51. Crostata di frutta al mango

Tempo di preparazione: 20 minuti

Tempo di cottura: 15 minuti

Porzioni: 10

Ingredienti:

Crosta per crostate:

- 15 datteri Medjool, snocciolati ed essiccati.

- 3/4 di tazza di anacardi, crudi e non salati

- 2 cucchiai di fiocchi di cocco non zuccherati, triturati

- 1 cucchiaio di olio di cocco fuso

Crema di mango:

- 3/4 di tazza di yogurt al latte di cocco, fatto in casa

- 3/4 di tazza di mango fresco, affettato

Guarnizioni:

- 1 tazza di mango, tagliato a dadini

- 1/2 tazza di lamponi

- 1/2 tazza di more

- 1/2 tazza di mirtilli

Mango Glaze:

- 1 cucchiaio di mango preServiti

- 1 cucchiaio di acqua

Indicazioni:

1. Preriscaldare il forno a 350 °F.

2. Frullare i datteri Medjool, le scaglie di cocco, gli anacardi e l'olio di cocco in un robot da cucina fino ad ottenere una consistenza fine.

3. Rivestire la miscela di datteri sulla parte esterna e inferiore di una teglia da crostata, quindi cuocere per circa 15 minuti.

Togliere dal forno e lasciare raffreddare prima di rimuovere la crosta dalla teglia.

4. Frullare lo yogurt e il mango in un robot da cucina o in un frullatore. Una volta liscio, versatelo nella crosta di datteri e mettetelo in frigo fino a quando non è pronto. Questo può richiedere circa 20 minuti.

5. Per le guarnizioni, aggiungere il mango tagliato a dadini, i lamponi, le more e i mirtilli.

6. Mescolate il mango preServings e l'acqua in una piccola ciotola, passate al microonde per 25 secondi e mescolate per fare la glassa.

7. Spennellare la glassa sulla crostata di mango e servire.

Nutrizione:

- Calorie: 18 kcal

- Carboidrati: -g

- Grasso: -g,

- Proteina: -g

Lightning Source UK Ltd.
Milton Keynes UK
UKHW021554151021
392260UK00012B/852

9 781802 553567